2023

卫生健康信息化统计调查数据报告

国家卫生健康委统计信息中心　编著

主　编　吴士勇　胡建平
副主编　徐向东
编　者（以姓氏笔画为序）
　　　　冉珂欣　冯　文　任嘉宁　刘子锋　李与涵
　　　　吴士勇　张宇希　周光华　胡建平　徐向东
　　　　高辰旭　梁艺琼　滕　琳

人民卫生出版社
·北京·

图书在版编目（CIP）数据

2023 卫生健康信息化统计调查数据报告 / 国家卫生健康委统计信息中心编著 . -- 北京 ：人民卫生出版社，2024. 11. -- ISBN 978-7-117-37243-5

Ⅰ. R199.2-54

中国国家版本馆 CIP 数据核字第 2024VN0075 号

| 人卫智网 | www.ipmph.com | 医学教育、学术、考试、健康，购书智慧智能综合服务平台 |
| 人卫官网 | www.pmph.com | 人卫官方资讯发布平台 |

2023 卫生健康信息化统计调查数据报告
2023 Weisheng Jiankang Xinxihua Tongji
Diaocha Shuju Baogao

编　　著：国家卫生健康委统计信息中心
主　　编：吴士勇　胡建平
出版发行：人民卫生出版社（中继线 010-59780011）
地　　址：北京市朝阳区潘家园南里 19 号
邮　　编：100021
E - mail：pmph @ pmph.com
购书热线：010-59787592　010-59787584　010-65264830
印　　刷：三河市潮河印业有限公司
经　　销：新华书店
开　　本：787 × 1092　1/16　　印张：13
字　　数：316 千字
版　　次：2024 年 11 月第 1 版
印　　次：2025 年 1 月第 1 次印刷
标准书号：ISBN 978-7-117-37243-5
定　　价：59.00 元

打击盗版举报电话：010-59787491　E-mail：WQ @ pmph.com
质量问题联系电话：010-59787234　E-mail：zhiliang @ pmph.com
数字融合服务电话：4001118166　　E-mail：zengzhi @ pmph.com

目　录

引 言

(一) 工作背景

2021 年,卫生健康信息化统计调查正式纳入国家卫生健康统计调查制度。定于每年开展一次,旨在全面准确掌握各类医疗卫生机构信息化发展现状,为科学制定卫生信息化发展规划提供数据支撑和决策依据;客观监测、比较各类医疗卫生机构信息化发展情况,评估信息化发展水平,科学引导卫生健康信息化发展方向。

(二) 收编内容

《卫生健康信息化统计调查数据报告》作为反映中国卫生健康信息化发展情况的资料性年度报告,收录了全国及 31 个省(自治区、直辖市)卫生健康信息化发展情况的统计数据,数据来源于年度卫生健康统计报表,统计口径参照《2021 国家卫生健康统计调查制度》相关要求。本报告收编的内容截至 2022 年年底,主要包括各级卫生健康行政管理部门、各级各类医院、专业公共卫生机构以及基层医疗卫生机构等的信息化基础资源、人员配置、经费投入、系统建设、功能实现情况。

(三) 统计分组

1. **机构类别** 各级各类医院包括综合医院、中医类医院、中西医结合医院、民族医医院、各类专科医院和护理院;专业公共卫生机构包括疾病预防控制中心、专科疾病防治院、妇幼保健院、急救中心、血站、卫生监督所;基层医疗卫生机构包括社区卫生服务中心、乡镇(街道)卫生院。
2. **登记注册类型** 分为公立、非公立医疗卫生机构。
3. **东、中、西部地区** 东部地区包括北京、天津、河北、辽宁、上海、江苏、浙江、福建、山东、广东、海南 11 个省(直辖市);中部地区包括山西、吉林、黑龙江、安徽、江西、河南、湖北、湖南 8 个省;西部地区包括内蒙古、重庆、广西、四川、贵州、云南、西藏、陕西、甘肃、青海、宁夏、新疆 12 个省(自治区、直辖市)。

(四) 指标解释

1. **服务器 CPU 总核数(个)** 指单位自有机房及租用云资源的服务器 CPU 核数总和。

2. **已使用存储容量(T)** 指单位自有机房及租用云资源已使用存储容量总和。

3. **电脑终端数量(台)** 包括在用的台式机和笔记本电脑,不包括服务器和平板电脑等其他接入设备。

4. **完成网络安全等级保护第三级信息系统备案数量(个)** 指以公安部门出具的完成网络安全等级保护第三级信息系统备案证明的数量。

5. **信息化人员(人)** 包括在编及合同制、派遣、返聘和临聘本单位半年以上的从事统计与信息化工作的人员,从事的业务类别包括综合管理、卫生统计、信息应用与运维管理、网络安全与运维管理、信息标准等。

6. **信息化经费(万元)** 指年度本级信息化建设项目投入经费,包括本级信息化项目等相关建设投入、升级改造、运维费用等,不含人员经费、公用经费等。

7. **应用信息系统(个)** 指上级统建或自建的在用业务应用信息系统。

8. **信息系统业务功能** 指参照《区域全民健康信息平台功能设计指导》《医院信息系统功能设计指导》建设的相关应用信息系统业务功能。

一、统计调查范围

（一）统计调查内容说明

2021年，卫生健康信息化统计调查正式纳入国家卫生健康统计调查制度，每年12月通过国家卫生统计网络直报系统填报信息，成为国家卫生统计年度调查的有机组成部分。该调查旨在全面准确掌握我国各级各类医疗卫生机构信息化发展现状，相关调查内容分布在《2021国家卫生健康统计调查制度》中的多个部分，包括：医疗卫生机构年报表（医院类）、医疗卫生机构年报表（急救机构）、医疗卫生机构年报表（卫生监督机构）、医疗卫生机构年报表（其他医疗卫生机构类）、卫生人力基本信息调查表、医疗卫生信息化建设调查表。本部分统计医疗卫生信息化建设调查表的填报情况。

（二）统计报表填报情况

表 1-0-1 医疗卫生信息化建设调查表（公立医院信息化费用）填报情况

地区	合计			综合医院			中医医院			专科医院			护理院		
	机构填报数量/个	医院数量/个	填报覆盖率/%	机构填报数量/个	医院数量/个	填报覆盖率/%	机构填报数量/个	医院数量/个	填报覆盖率/%	机构填报数量/个	医院数量/个	填报覆盖率/%	机构填报数量/个	医院数量/个	填报覆盖率/%
总计	11 723	11 746	99.80	7 015	7 029	99.80	2 776	2 778	99.93	1 868	1 875	99.63	64	64	100.00
东部	4 400	4 418	99.59	2 584	2 594	99.61	884	886	99.77	885	891	99.33	47	47	100.00
中部	3 520	3 520	100.00	2 145	2 145	100.00	835	835	100.00	530	530	100.00	10	10	100.00
西部	3 803	3 808	99.87	2 286	2 290	99.83	1 057	1 057	100.00	453	454	99.78	7	7	100.00
北京	189	189	100.00	92	92	100.00	52	52	100.00	45	45	100.00	0	0	—
天津	115	127	90.55	58	64	90.63	20	22	90.91	37	41	90.24	0	0	—
河北	712	712	100.00	471	471	100.00	159	159	100.00	82	82	100.00	0	0	—
山西	446	446	100.00	262	262	100.00	122	122	100.00	62	62	100.00	0	0	—
内蒙古	328	328	100.00	164	164	100.00	119	119	100.00	44	44	100.00	1	1	100.00
辽宁	436	436	100.00	253	253	100.00	77	77	100.00	106	106	100.00	0	0	—
吉林	258	258	100.00	137	137	100.00	67	67	100.00	54	54	100.00	0	0	—
黑龙江	549	549	100.00	383	383	100.00	96	96	100.00	69	69	100.00	1	1	100.00
上海	162	162	100.00	81	81	100.00	22	22	100.00	51	51	100.00	8	8	100.00
江苏	431	437	98.63	204	208	98.08	79	79	100.00	130	132	98.48	18	18	100.00
浙江	446	446	100.00	241	241	100.00	103	103	100.00	99	99	100.00	3	3	100.00
安徽	359	359	100.00	213	213	100.00	84	84	100.00	57	57	100.00	5	5	100.00
福建	287	287	100.00	156	156	100.00	73	73	100.00	58	58	100.00	0	0	—
江西	317	317	100.00	182	182	100.00	93	93	100.00	42	42	100.00	0	0	—

续表

地区	合计			综合医院			中医医院			专科医院			护理院		
	机构填报数量/个	医院数量/个	填报覆盖率/%	机构填报数量/个	医院数量/个	填报覆盖率/%	机构填报数量/个	医院数量/个	填报覆盖率/%	机构填报数量/个	医院数量/个	填报覆盖率/%	机构填报数量/个	医院数量/个	填报覆盖率/%
山东	768	768	100.00	468	468	100.00	141	141	100.00	148	148	100.00	11	11	100.00
河南	732	732	100.00	462	462	100.00	163	163	100.00	106	106	100.00	1	1	100.00
湖北	395	395	100.00	240	240	100.00	92	92	100.00	61	61	100.00	2	2	100.00
湖南	464	464	100.00	266	266	100.00	118	118	100.00	79	79	100.00	1	1	100.00
广东	736	736	100.00	472	472	100.00	139	139	100.00	119	119	100.00	6	6	100.00
广西	353	353	100.00	190	190	100.00	107	107	100.00	55	55	100.00	1	1	100.00
海南	118	118	100.00	88	88	100.00	19	19	100.00	10	10	100.00	1	1	100.00
重庆	218	218	100.00	127	127	100.00	46	46	100.00	43	43	100.00	2	2	100.00
四川	680	680	100.00	377	377	100.00	201	201	100.00	102	102	100.00	0	0	—
贵州	289	289	100.00	176	176	100.00	79	79	100.00	34	34	100.00	0	0	—
云南	447	447	100.00	267	267	100.00	123	123	100.00	55	55	100.00	2	2	100.00
西藏	128	128	100.00	83	83	100.00	43	43	100.00	2	2	100.00	0	0	—
陕西	443	443	100.00	285	285	100.00	109	109	100.00	48	48	100.00	1	1	100.00
甘肃	284	284	100.00	168	168	100.00	91	91	100.00	25	25	100.00	0	0	—
青海	109	111	98.20	62	63	98.41	40	40	100.00	7	8	87.50	0	0	—
宁夏	63	66	95.45	34	37	91.89	21	21	100.00	8	8	100.00	0	0	—
新疆	461	461	100.00	353	353	100.00	78	78	100.00	30	30	100.00	0	0	—

注：1. 中医医院指中医类医院，包含中医医院、中西医结合医院、民族医院。

2. 新疆维吾尔自治区数据含新疆生产建设兵团数据。

3. 护理院包括按《2021国家卫生健康统计调查制度》卫生机构（组织）类别分类的A7护理院机构。

表 1-0-2　医疗卫生信息化建设调查表（公立医院应用信息系统）填报情况

地区	合计			综合医院			中医医院			专科医院			护理院		
	机构填报数量/个	医院数量/个	填报覆盖率/%	机构填报数量/个	医院数量/个	填报覆盖率/%	机构填报数量/个	医院数量/个	填报覆盖率/%	机构填报数量/个	医院数量/个	填报覆盖率/%	机构填报数量/个	医院数量/个	填报覆盖率/%
总计	9 591	11 746	81.65	5 678	7 029	80.78	2 391	2 778	86.07	1 481	1 875	78.99	41	64	64.06
东部	3 640	4 418	82.39	2 115	2 594	81.53	776	886	87.58	718	891	80.58	31	47	65.96
中部	2 849	3 520	80.94	1 712	2 145	79.81	726	835	86.95	405	530	76.42	6	10	60.00
西部	3 102	3 808	81.46	1 851	2 290	80.83	889	1 057	84.11	358	454	78.85	4	7	57.14
北京	147	189	77.78	69	92	75.00	41	52	78.85	37	45	82.22	0	0	—
天津	106	127	83.46	52	64	81.25	20	22	90.91	34	41	82.93	0	0	—
河北	538	712	75.56	351	471	74.52	122	159	76.73	65	82	79.27	0	0	—
山西	359	446	80.49	215	262	82.06	100	122	81.97	44	62	70.97	0	0	—
内蒙古	285	328	86.89	142	164	86.59	102	119	85.71	40	44	90.91	1	1	100.00
辽宁	342	436	78.44	198	253	78.26	60	77	77.92	84	106	79.25	0	0	—
吉林	205	258	79.46	106	137	77.37	57	67	85.07	42	54	77.78	0	0	—
黑龙江	400	549	72.86	269	383	70.23	80	96	83.33	51	69	73.91	0	1	0.00
上海	153	162	94.44	77	81	95.06	22	22	100.00	47	51	92.16	7	8	87.50
江苏	369	437	84.44	165	208	79.33	76	79	96.20	115	132	87.12	13	18	72.22
浙江	350	446	78.48	197	241	81.74	88	103	85.44	65	99	65.66	0	3	0.00
安徽	286	359	79.67	170	213	79.81	72	84	85.71	41	57	71.93	3	5	60.00
福建	237	287	82.58	127	156	81.41	65	73	89.04	45	58	77.59	0	0	—
江西	274	317	86.44	155	182	85.16	79	93	84.95	40	42	95.24	0	0	—

续表

地区	合计			综合医院			中医医院			专科医院			护理院		
	机构填报数量/个	医院数量/个	填报覆盖率/%	机构填报数量/个	医院数量/个	填报覆盖率/%	机构填报数量/个	医院数量/个	填报覆盖率/%	机构填报数量/个	医院数量/个	填报覆盖率/%	机构填报数量/个	医院数量/个	填报覆盖率/%
山东	628	768	81.77	378	468	80.77	131	141	92.91	114	148	77.03	5	11	45.45
河南	570	732	77.87	357	462	77.27	135	163	82.82	77	106	72.64	1	1	100.00
湖北	361	395	91.39	220	240	91.67	90	92	97.83	50	61	81.97	1	2	50.00
湖南	394	464	84.91	220	266	82.71	113	118	95.76	60	79	75.95	1	1	100.00
广东	691	736	93.89	446	472	94.49	134	139	96.40	106	119	89.08	5	6	83.33
广西	284	353	80.45	153	190	80.53	91	107	85.05	40	55	72.73	0	1	0.00
海南	79	118	66.95	55	88	62.50	17	19	89.47	6	10	60.00	1	1	100.00
重庆	195	218	89.45	109	127	85.83	46	46	100.00	39	43	90.70	1	2	50.00
四川	575	680	84.56	325	377	86.21	173	201	86.07	77	102	75.49	0	0	—
贵州	261	289	90.31	156	176	88.64	77	79	97.47	28	34	82.35	0	0	—
云南	347	447	77.63	200	267	74.91	110	123	89.43	36	55	65.45	1	2	50.00
西藏	82	128	64.06	58	83	69.88	22	43	51.16	2	2	100.00	0	0	—
陕西	364	443	82.17	225	285	78.95	97	109	88.99	41	48	85.42	1	1	100.00
甘肃	208	284	73.24	125	168	74.40	66	91	72.53	17	25	68.00	0	0	—
青海	80	111	72.07	45	63	71.43	30	40	75.00	5	8	62.50	0	0	—
宁夏	61	66	92.42	34	37	91.89	20	21	95.24	7	8	87.50	0	0	—
新疆	360	461	78.09	279	353	79.04	55	78	70.51	26	30	86.67	0	0	—

注：1. 中医医院指中医类医院，包含中医医院、中西医结合医院、民族医医院。
2. 新疆维吾尔自治区数据含新疆生产建设兵团数据。
3. 护理院包括按《2021 国家卫生健康统计调查制度》卫生机构（组织）类别分类的 A7 护理院机构。

表 1-0-3 医疗卫生信息化建设调查表（专业公共卫生机构信息化费用）填报情况

地区	合计			专科疾病防治院			妇幼保健院			急救中心			血站			卫生监督所		
	填报数量/个	机构总量/个	填报覆盖率/%	填报数量/个	机构总量/个	填报覆盖率/%	填报数量/个	机构总量/个	填报覆盖率/%	填报数量/个	机构总量/个	填报覆盖率/%	填报数量/个	机构总量/个	填报覆盖率/%	填报数量/个	机构总量/个	填报覆盖率/%
总计	6 149	6 334	97.08	150	166	90.36	2 219	2 225	99.73	359	362	99.17	487	637	76.45	2 934	2 944	99.66
东部	1 986	2 042	97.26	80	85	94.12	662	663	99.85	159	160	99.38	166	210	79.05	919	924	99.46
中部	1 945	1 990	97.74	42	49	85.71	684	688	99.42	137	138	99.28	145	177	81.92	937	938	99.89
西部	2 218	2 302	96.35	28	32	87.50	873	874	99.89	63	64	98.44	176	250	70.40	1 078	1 082	99.63
北京	48	48	100.00	2	2	100.00	16	16	100.00	6	6	100.00	6	6	100.00	18	18	100.00
天津	33	37	89.19	2	2	100.00	4	4	100.00	6	6	100.00	5	7	71.43	16	18	88.89
河北	327	337	97.03	1	2	50.00	130	130	100.00	4	4	100.00	12	21	57.14	180	180	100.00
山西	232	243	95.47	2	3	66.67	91	92	98.91	11	11	100.00	14	23	60.87	114	114	100.00
内蒙古	191	191	100.00	3	3	100.00	44	44	100.00	8	8	100.00	18	18	100.00	118	118	100.00
辽宁	169	170	99.41	4	4	100.00	34	34	100.00	8	8	100.00	17	18	94.44	106	106	100.00
吉林	129	130	99.23	4	5	80.00	50	50	100.00	8	8	100.00	19	19	100.00	48	48	100.00
黑龙江	253	256	98.83	7	8	87.50	78	78	100.00	10	10	100.00	26	28	92.86	132	132	100.00
上海	40	42	95.24	1	2	50.00	6	7	85.71	9	9	100.00	7	7	100.00	17	17	100.00
江苏	220	227	96.92	4	7	57.14	50	50	100.00	26	26	100.00	30	31	96.77	110	113	97.35
浙江	229	232	98.71	3	3	100.00	66	66	100.00	35	36	97.22	25	27	92.59	100	100	100.00
安徽	191	199	95.98	4	5	80.00	33	34	97.06	20	20	100.00	22	28	78.57	112	112	100.00
福建	209	210	99.52	19	19	100.00	86	86	100.00	10	10	100.00	9	10	90.00	85	85	100.00
江西	219	233	93.99	2	5	40.00	83	85	97.65	15	15	100.00	12	20	60.00	107	108	99.07

续表

地区	合计			专科疾病防治院			妇幼保健院			急救中心			血站			卫生监督所		
	填报数量/个	机构总量/个	填报覆盖率/%	填报数量/个	机构总量/个	填报覆盖率/%	填报数量/个	机构总量/个	填报覆盖率/%	填报数量/个	机构总量/个	填报覆盖率/%	填报数量/个	机构总量/个	填报覆盖率/%	填报数量/个	机构总量/个	填报覆盖率/%
山东	308	319	96.55	12	12	100.00	124	124	100.00	15	15	100.00	17	28	60.71	140	140	100.00
河南	391	393	99.49	3	3	100.00	133	133	100.00	53	53	100.00	22	24	91.67	180	180	100.00
湖北	245	246	99.59	9	9	100.00	96	96	100.00	17	18	94.44	16	16	100.00	107	107	100.00
湖南	285	290	98.28	11	11	100.00	120	120	100.00	3	3	100.00	14	19	73.68	137	137	100.00
广东	378	390	96.92	32	32	100.00	128	128	100.00	34	34	100.00	37	49	75.51	147	147	100.00
广西	260	281	92.53	12	12	100.00	106	106	100.00	2	2	100.00	14	35	40.00	126	126	100.00
海南	25	30	83.33	0	0	—	18	18	100.00	6	6	100.00	1	6	16.67	0	0	—
重庆	95	96	98.96	4	4	100.00	40	40	100.00	0	0	—	12	13	92.31	39	39	100.00
四川	406	443	91.65	4	6	66.67	198	199	99.50	20	20	100.00	22	56	39.29	162	162	100.00
贵州	230	235	97.87	1	1	100.00	99	99	100.00	9	10	90.00	27	31	87.10	94	94	100.00
云南	318	320	99.38	1	1	100.00	147	147	100.00	11	11	100.00	16	18	88.89	143	143	100.00
西藏	15	16	93.75	0	0	—	6	6	100.00	0	0	—	7	7	100.00	2	3	66.67
陕西	223	224	99.55	2	2	100.00	91	91	100.00	5	5	100.00	10	11	90.91	115	115	100.00
甘肃	171	175	97.71	1	2	50.00	57	57	100.00	3	3	100.00	15	18	83.33	95	95	100.00
青海	88	88	100.00	0	0	—	31	31	100.00	0	0	—	9	9	100.00	48	48	100.00
宁夏	42	44	95.45	0	0	—	10	10	100.00	3	3	100.00	5	7	71.43	24	24	100
新疆	179	189	94.71	0	1	0.00	44	44	100.00	2	2	100.00	21	27	77.78	112	115	97.39

注：新疆维吾尔自治区数据含新疆生产建设兵团数据。

表 1-0-4　医疗卫生信息化建设调查表（基层医疗卫生机构信息化费用）填报情况

地区	合计			按机构类别分					
				社区卫生服务中心			卫生院		
	填报数量/个	机构总量/个	填报覆盖率/%	填报数量/个	机构总量/个	填报覆盖率/%	填报数量/个	机构总量/个	填报覆盖率/%
总计	43 553	44 801	97.21	9 278	10 353	89.62	34 275	34 448	99.50
东部	13 238	13 818	95.80	4 400	4 838	90.95	8 838	8 980	98.42
中部	13 954	14 318	97.46	2 523	2 869	87.94	11 431	11 449	99.84
西部	16 361	16 665	98.18	2 355	2 646	89.00	14 006	14 019	99.91
北京	335	351	95.44	335	351	95.44	0	0	—
天津	251	268	93.66	119	131	90.84	132	137	96.35
河北	2 238	2 315	96.67	268	345	77.68	1 970	1 970	100.00
山西	1 752	1 780	98.43	209	233	89.70	1 543	1 547	99.74
内蒙古	1 546	1 596	96.87	297	346	85.84	1 249	1 250	99.92
辽宁	1 258	1 426	88.22	318	392	81.12	940	1 034	90.91
吉林	983	1 006	97.71	221	244	90.57	762	762	100.00
黑龙江	1 409	1 446	97.44	439	473	92.81	970	973	99.69
上海	347	347	100.00	347	347	100.00	0	0	—
江苏	1 486	1 526	97.38	551	581	94.84	935	945	98.94
浙江	1 528	1 559	98.01	511	513	99.61	1 017	1 046	97.23
安徽	1 659	1 716	96.68	313	369	84.82	1 346	1 347	99.93
福建	1 111	1 120	99.20	231	240	96.25	880	880	100.00
江西	1 753	1 781	98.43	156	184	84.78	1 597	1 597	100.00
山东	2 063	2 139	96.45	541	614	88.11	1 522	1 525	99.80
河南	2 466	2 582	95.51	459	575	79.83	2 007	2 007	100.00
湖北	1 445	1 497	96.53	321	366	87.70	1 124	1 131	99.38
湖南	2 487	2 510	99.08	405	425	95.29	2 082	2 085	99.86
广东	2 302	2 426	94.89	1 134	1 257	90.21	1 168	1 169	99.91
广西	1 441	1 468	98.16	174	201	86.57	1 267	1 267	100.00

续表

地区	合计			按机构类别分					
				社区卫生服务中心			卫生院		
	填报数量/个	机构总量/个	填报覆盖率/%	填报数量/个	机构总量/个	填报覆盖率/%	填报数量/个	机构总量/个	填报覆盖率/%
海南	319	341	93.55	45	67	67.16	274	274	100.00
重庆	1 057	1 060	99.72	247	250	98.80	810	810	100.00
四川	3 323	3 359	98.93	520	548	94.89	2 803	2 811	99.72
贵州	1 653	1 697	97.41	283	327	86.54	1 370	1 370	100.00
云南	1 565	1 606	97.45	170	211	80.57	1 395	1 395	100.00
西藏	686	686	100.00	12	12	100.00	674	674	100.00
陕西	1 772	1 801	98.39	220	249	88.35	1 552	1 552	100.00
甘肃	1 551	1 573	98.60	194	216	89.81	1 357	1 357	100.00
青海	437	442	98.87	31	35	88.57	406	407	99.75
宁夏	242	248	97.58	41	44	93.18	201	204	98.53
新疆	1 088	1 129	96.37	166	207	80.19	922	922	100.00

注:新疆维吾尔自治区数据含新疆生产建设兵团数据。

表 1-0-5　医疗卫生信息化建设调查表（基层医疗卫生机构应用信息系统）填报情况

地区	合计			机构类别					
				社区卫生服务中心			卫生院		
	填报数量/个	机构总量/个	填报覆盖率/%	填报数量/个	机构总量/个	填报覆盖率/%	填报数量/个	机构总量/个	填报覆盖率/%
总计	29 596	44 801	66.06	6 277	10 353	60.63	23 319	34 448	67.69
东部	9 266	13 818	67.06	3 151	4 838	65.13	6 115	8 980	68.10
中部	9 084	14 318	63.44	1 454	2 869	50.68	7 630	11 449	66.64
西部	11 246	16 665	67.48	1 672	2 646	63.19	9 574	14 019	68.29
北京	161	351	45.87	161	351	45.87	0	0	—
天津	185	268	69.03	88	131	67.18	97	137	70.80
河北	1 308	2 315	56.50	147	345	42.61	1 161	1 970	58.93
山西	1 023	1 780	57.47	110	233	47.21	913	1 547	59.02
内蒙古	822	1 596	51.50	172	346	49.71	650	1 250	52.00
辽宁	738	1 426	51.75	182	392	46.43	556	1 034	53.77
吉林	503	1 006	50.00	107	244	43.85	396	762	51.97
黑龙江	593	1 446	41.01	192	473	40.59	401	973	41.21
上海	249	347	71.76	249	347	71.76	0	0	—
江苏	1 148	1 526	75.23	416	581	71.60	732	945	77.46
浙江	877	1 559	56.25	312	513	60.82	565	1 046	54.02
安徽	1 155	1 716	67.31	199	369	53.93	956	1 347	70.97
福建	737	1 120	65.80	156	240	65.00	581	880	66.02
江西	1 300	1 781	72.99	92	184	50.00	1 208	1 597	75.64
山东	1 597	2 139	74.66	352	614	57.33	1 245	1 525	81.64
河南	1 776	2 582	68.78	278	575	48.35	1 498	2 007	74.64
湖北	1 136	1 497	75.89	239	366	65.30	897	1 131	79.31
湖南	1 598	2 510	63.67	237	425	55.76	1 361	2 085	65.28
广东	2 075	2 426	85.53	1 056	1 257	84.01	1 019	1 169	87.17
广西	684	1 468	46.59	93	201	46.27	591	1 267	46.65

地区	合计			机构类别					
				社区卫生服务中心			卫生院		
	填报数量/个	机构总量/个	填报覆盖率/%	填报数量/个	机构总量/个	填报覆盖率/%	填报数量/个	机构总量/个	填报覆盖率/%
海南	191	341	56.01	32	67	47.76	159	274	58.03
重庆	986	1 060	93.02	226	250	90.40	760	810	93.83
四川	3 130	3 359	93.18	500	548	91.24	2 630	2 811	93.56
贵州	1 570	1 697	92.52	245	327	74.92	1 325	1 370	96.72
云南	1 082	1 606	67.37	111	211	52.61	971	1 395	69.61
西藏	301	686	43.88	10	12	83.33	291	674	43.18
陕西	1 065	1 801	59.13	104	249	41.77	961	1 552	61.92
甘肃	590	1 573	37.51	78	216	36.11	512	1 357	37.73
青海	197	442	44.57	14	35	40.00	183	407	44.96
宁夏	136	248	54.84	27	44	61.36	109	204	53.43
新疆	683	1 129	60.50	92	207	44.44	591	922	64.10

注:新疆维吾尔自治区数据含新疆生产建设兵团数据。

表 1-0-6 医疗卫生信息化建设调查表（非公立医院应用信息系统）填报情况

地区	合计			综合医院			中医医院			专科医院			护理院		
	机构填报数量/个	医院数量/个	填报覆盖率/%	机构填报数量/个	医院数量/个	填报覆盖率/%	机构填报数量/个	医院数量/个	填报覆盖率/%	机构填报数量/个	医院数量/个	填报覆盖率/%	机构填报数量/个	医院数量/个	填报覆盖率/%
总计	17 268	25 230	68.44	9 089	13 161	69.06	2 098	3 084	68.03	5 486	8 125	67.52	595	860	69.19
东部	6 801	10 096	67.36	3 309	4 957	66.75	787	1 167	67.44	2 218	3 277	67.68	487	695	70.07
中部	4 859	7 586	64.05	2 470	3 814	64.76	691	1 067	64.76	1 634	2 600	62.85	64	105	60.95
西部	5 608	7 548	74.30	3 310	4 390	75.4	620	850	72.94	1 634	2 248	72.69	44	60	73.33
北京	288	473	60.89	66	119	55.46	106	181	58.56	111	166	66.87	5	7	71.43
天津	141	308	45.78	95	210	45.24	18	39	46.15	27	58	46.55	1	1	100
河北	1 040	1 711	60.78	682	1 120	60.89	101	173	58.38	251	410	61.22	6	8	75
山西	546	930	58.71	226	384	58.85	75	125	60	239	413	57.87	6	8	75
内蒙古	326	482	67.63	139	214	64.95	99	129	76.74	84	131	64.12	4	8	50
辽宁	684	1 041	65.71	331	518	63.9	115	155	74.19	227	350	64.86	11	18	61.11
吉林	286	567	50.44	136	266	51.13	53	94	56.38	97	204	47.55	0	3	0
黑龙江	384	663	57.92	218	392	55.61	59	102	57.84	105	167	62.87	2	2	100
上海	206	281	73.31	70	98	71.43	10	13	76.92	61	85	71.76	65	85	76.47
江苏	1 195	1 650	72.42	563	763	73.79	100	124	80.65	291	419	69.45	241	344	70.06
浙江	727	1 073	67.75	254	366	69.4	85	121	70.25	313	482	64.94	75	104	72.12
安徽	707	979	72.22	386	528	73.11	78	112	69.64	219	300	73	24	39	61.54
福建	304	432	70.37	161	232	69.4	17	27	62.96	121	164	73.78	5	9	55.56
江西	475	647	73.42	285	390	73.08	48	58	82.76	139	192	72.4	3	7	42.86

续表

地区	合计 机构填报数量/个	合计 医院数量/个	合计 填报覆盖率/%	综合医院 机构填报数量/个	综合医院 医院数量/个	综合医院 填报覆盖率/%	中医医院 机构填报数量/个	中医医院 医院数量/个	中医医院 填报覆盖率/%	专科医院 机构填报数量/个	专科医院 医院数量/个	专科医院 填报覆盖率/%	护理院 机构填报数量/个	护理院 医院数量/个	护理院 填报覆盖率/%
山东	1 161	1 898	61.17	596	961	62.02	168	260	64.62	357	600	59.5	40	77	51.95
河南	1 176	1 738	67.66	638	937	68.09	246	361	68.14	279	418	66.75	13	22	59.09
湖北	538	787	68.36	258	352	73.3	49	80	61.25	223	342	65.2	8	13	61.54
湖南	747	1 275	58.59	323	565	57.17	83	135	61.48	333	564	59.04	8	11	72.73
广东	955	1 077	88.67	442	495	89.29	59	64	92.19	416	476	87.39	38	42	90.48
广西	340	497	68.41	178	254	70.08	21	38	55.26	136	196	69.39	5	9	55.56
海南	100	152	65.79	49	75	65.33	8	10	80	43	67	64.18	—	—	—
重庆	566	639	88.58	274	307	89.25	135	147	91.84	145	173	83.82	12	12	100
四川	1 383	1 785	77.48	833	1 064	78.29	113	147	76.87	423	558	75.81	14	16	87.5
贵州	1 047	1 167	89.72	738	805	91.68	56	68	82.35	251	291	86.25	2	3	66.67
云南	693	953	72.72	430	599	71.79	43	61	70.49	218	291	74.91	2	2	100
西藏	25	54	46.30	17	32	53.13	3	12	25	5	10	50	—	—	—
陕西	562	837	67.14	311	462	67.32	53	82	64.63	194	287	67.6	4	6	66.67
甘肃	235	420	55.95	112	186	60.22	45	79	56.96	78	154	50.65	0	1	0
青海	51	101	50.50	29	50	58	11	20	55	11	29	37.93	0	2	0
宁夏	105	145	72.41	56	88	63.64	14	17	82.35	35	40	87.5	—	—	—
新疆	275	468	58.76	193	329	58.66	27	50	54	54	88	61.36	1	1	100

注:1. 中医医院指中医类医院,包含中医医院,中西医结合医院,民族医院。
2. 新疆维吾尔自治区数据含新疆生产建设兵团数据。
3. 护理院包括按《2021 国家卫生健康统计调查制度》卫生机构(组织)类别分类的 A7 护理院机构。

二、基 础 资 源

（一）简要说明

本部分主要介绍全国及 31 个省（自治区、直辖市）各级各类医院、专业公共卫生机构信息化基础资源情况，包括服务器 CPU 总核数、存储容量、电脑终端数量，以及网络安全等级保护第三级信息系统备案情况。

（二）主要指标及计算

各类机构（三级医院、二级及以下医院等）院均完成网络安全等级保护第三级信息系统备案数量占比（%）:完成网络安全等级保护第三级信息系统备案的各类机构数量 / 各类机构数量 ×100%。

（三）数据情况

1．公立医院

表 2-1-1　各类公立医院信息化基础资源总量

类别	服务器 CPU 总核数 / 个	已使用存储总容量 /T	电脑终端总数 / 台
公立医院	2 630 785	938 494.34	4 644 160
综合医院	1 804 834	681 959.55	3 322 102
中医类医院	473 400	148 419.88	826 174
专科医院 [a]	351 622	107 432.22	493 672
其中：口腔医院	38 357	8 882.71	55 628
眼科医院	42 789	12 168.85	54 702
肿瘤医院	3 172	791.00	3 738
心血管病医院	18 154	5 088.33	28 526
妇产（科）医院	6 441	2 212.49	8 982
儿童医院	3 034	2 121.70	6 173
精神病医院	80 793	28 805.32	121 932
传染病医院	11 707	4 118.57	18 855
康复医院	27 471	5 553.81	34 278
其他专科医院	67	989.79	181
护理院	4 064	1 075.51	6 489

注：[a] 仅列举部分类别专科医院数据。

表 2-1-2 各类公立医院院均信息化基础资源

类别	院均服务器 CPU 核数 / 个	院均已使用 存储容量 /T	院均电脑 终端数 / 台
公立医院	232.34	83.00	408.13
综合医院	265.81	100.66	486.83
中医类医院	173.98	54.57	302.52
专科医院 [a]	199.90	61.11	278.75
其中:口腔医院	179.55	36.78	218.33
眼科医院	261.33	58.70	263.51
肿瘤医院	742.31	272.25	1 090.14
心血管病医院	907.84	181.73	821.58
妇产(科)医院	349.12	97.85	548.58
儿童医院	792.38	225.35	1 013.00
精神病医院	109.62	39.14	164.55
传染病医院	223.01	51.64	325.31
康复医院	73.63	25.90	117.84
其他专科医院	159.21	55.14	236.45
护理院	17.30	10.94	41.40

注:[a] 仅列举部分类别专科医院数据。

表 2-1-3　各地区公立医院信息化基础资源总量

地区	服务器 CPU 总核数 / 个	已使用存储设备总容量 /T	电脑终端总数 / 台
总计	2 630 785	938 494.34	4 644 160
东部	1 259 263	455 145.92	2 192 268
中部	627 646	233 212.56	1 196 695
西部	743 876	250 135.86	1 255 197
北京	112 683	34 148.71	150 619
天津	39 987	8 867.42	56 704
河北	104 718	35 584.11	193 822
山西	59 448	18 775.37	107 640
内蒙古	56 088	20 200.76	96 218
辽宁	56 116	24 258.40	143 501
吉林	35 079	19 181.51	76 041
黑龙江	42 587	14 824.61	103 998
上海	95 288	36 334.19	142 053
江苏	126 796	62 968.72	271 985
浙江	154 337	66 404.23	293 864
安徽	92 471	28 440.92	153 771
福建	71 779	28 578.59	132 266
江西	65 356	24 256.49	124 545
山东	199 702	63 272.86	319 798
河南	149 129	48 605.82	255 141
湖北	122 593	47 048.49	193 262
湖南	60 984	32 079.35	182 297
广东	282 382	89 922.04	453 832
广西	73 612	26 904.34	169 648
海南	15 476	4 806.65	33 824
重庆	52 867	13 125.57	95 999
四川	173 087	63 870.04	266 845
贵州	80 699	21 367.04	110 724

续表

地区	服务器 CPU 总核数 / 个	已使用存储设备总容量 /T	电脑终端总数 / 台
云南	75 140	28 909.90	138 775
西藏	6 837	4 371.40	9 798
陕西	79 477	25 852.86	131 855
甘肃	52 841	14 730.11	80 965
青海	14 884	6 526.90	23 337
宁夏	12 963	6 266.04	26 160
新疆	65 383	18 010.90	104 873

表2-1-4 各地区公立医院服务器CPU总核数

单位：个

地区	公立医院	按医院级别分						按机构类别分			
		三级医院	三甲医院	其他三级	二级医院	一级医院	未定级	综合医院	中医类医院	专科医院	护理院
总计	2 630 785	1 852 147	723 760	24 495	30 383	1 804 834	473 400	351 622	928	2 630 785	1 852 147
东部	1 259 263	926 415	306 023	11 166	15 659	843 720	216 249	198 698	596	1 259 263	926 415
中部	627 646	442 535	171 759	7 329	6 023	453 257	106 436	67 762	191	627 646	442 535
西部	743 876	483 197	245 978	5 999	8 701	507 857	150 715	85 162	141	743 876	483 197
北京	112 683	104 090	7 895	698	0	54 477	21 152	37 054	0	112 683	104 090
天津	39 987	32 757	6 949	279	2	23 500	8 843	7 644	—	39 987	32 757
河北	104 718	55 695	46 422	1 840	761	80 300	15 112	9 306	—	104 718	55 695
山西	59 448	30 603	25 154	1 085	2 606	38 364	8 897	12 186	—	59 448	30 603
内蒙古	56 088	39 713	15 487	324	564	32 226	12 527	11 335	0	56 088	39 713
辽宁	56 116	44 897	10 434	647	138	40 722	7 061	8 333	—	56 116	44 897
吉林	35 079	23 842	10 693	371	173	26 535	4 118	4 427	—	35 079	23 842
黑龙江	42 587	27 296	13 160	1 231	900	27 291	9 546	5 731	19	42 587	27 296
上海	95 288	70 322	23 373	254	1 339	64 055	10 110	20 783	340	95 288	70 322
江苏	126 796	105 169	18 097	1 040	2 491	74 788	30 046	21 843	119	126 796	105 169
浙江	154 337	106 982	41 903	0	5 452	99 811	31 264	23 254	8	154 337	106 982
安徽	92 471	68 216	23 562	352	341	66 214	16 345	9 792	120	92 471	68 216
福建	71 779	47 735	22 714	578	752	49 780	12 017	9 982	—	71 779	47 735
江西	65 356	40 866	22 704	754	1 032	45 855	10 492	9 009	—	65 356	40 866

续表

地区	公立医院	按医院级别分						按机构类别分			
		三级医院			二级医院	一级医院	未定级	综合医院	中医类医院	专科医院	护理院
		三级医院	三甲医院	其他三级							
山东	199 702	126 598	69 224	2 210	1 670	141 417	35 811	22 414	59	199 702	126 598
河南	149 129	109 035	37 084	2 479	531	108 467	23 409	17 217	36	149 129	109 035
湖北	122 593	101 808	20 255	367	162	99 316	19 149	4 127	0	122 593	101 808
湖南	60 984	40 868	19 147	690	279	41 214	14 481	5 273	16	60 984	40 868
广东	282 382	222 166	54 258	3 350	2 608	202 869	42 053	37 394	66	282 382	222 166
广西	73 612	50 286	22 545	682	98	52 754	13 616	7 239	2	73 612	50 286
海南	15 476	10 004	4 754	270	448	12 001	2 781	690	4	15 476	10 004
重庆	52 867	33 973	18 359	399	136	31 272	12 919	8 539	137	52 867	33 973
四川	173 087	136 739	32 241	779	3 328	112 640	36 130	24 317	—	173 087	136 739
贵州	80 699	49 742	29 631	296	1 030	58 071	18 471	4 157	—	80 699	49 742
云南	75 140	37 170	36 875	377	718	49 239	17 048	8 853	0	75 140	37 170
西藏	6 837	4 594	1 717	507	19	5 726	915	196	—	6 837	4 594
陕西	79 477	45 074	32 802	435	1 165	59 395	12 465	7 615	2	79 477	45 074
甘肃	52 841	32 596	19 384	111	749	36 988	13 787	2 065	—	52 841	32 596
青海	14 884	8 570	6 074	—	240	8 798	2 794	3 292	—	14 884	8 570
宁夏	12 963	6 170	6 692	100	1	9 557	2 811	595	—	12 963	6 170
新疆	65 383	38 569	24 171	1 989	654	51 192	7 233	6 958	—	65 383	38 569

表 2-1-5 各地区公立医院院均服务器 CPU 核数

单位：个

地区	公立医院	按医院级别分						按机构类别分			
		三级医院	三甲医院	其他三级	二级医院	一级医院	未定级	综合医院	中医类医院	专科医院	护理院
总计	232.34	628.49	838.24	376.25	131.21	12.47	33.90	265.81	173.98	199.90	17.30
东部	296.30	770.73	1 031.75	443.11	164.35	13.89	40.97	337.35	248.56	236.83	14.68
中部	185.47	521.86	711.29	319.49	103.03	11.63	25.20	220.03	130.28	135.52	27.29
西部	201.65	538.68	691.11	344.96	123.79	11.32	31.63	227.84	145.76	202.77	23.17
北京	596.21	1 182.84	1 645.45	482.30	143.55	15.51	0.00	592.14	406.76	823.43	—
天津	330.47	696.96	875.73	275.57	151.07	10.33	2.00	391.67	401.97	196.00	—
河北	152.87	640.17	847.13	385.46	122.81	9.49	29.25	178.84	96.87	116.33	—
山西	136.66	566.72	668.77	167.82	97.88	19.37	38.32	151.64	73.53	199.78	—
内蒙古	176.38	472.77	609.24	315.31	76.29	15.45	56.40	201.41	109.89	263.60	0.00
辽宁	130.81	337.57	511.53	198.88	60.66	7.35	3.83	160.96	92.90	83.33	—
吉林	143.18	418.29	624.66	204.55	78.05	12.38	8.24	198.02	65.36	92.23	—
黑龙江	79.45	281.40	362.57	100.13	53.28	8.26	20.93	72.58	101.55	88.17	19.00
上海	599.29	1 352.34	1 622.79	919.63	256.85	31.75	167.34	810.82	459.52	407.52	48.57
江苏	297.64	600.96	689.89	516.98	142.49	12.68	46.13	368.41	380.33	170.65	7.38
浙江	396.73	810.47	1 151.48	388.54	249.42	0.00	61.26	466.41	329.10	294.35	0.00
安徽	276.03	593.18	947.28	339.51	151.04	7.65	18.94	336.11	201.79	181.33	40.00
福建	256.35	604.24	843.46	393.50	152.44	14.83	57.81	329.67	169.25	172.10	—
江西	214.99	480.78	580.18	331.69	138.44	22.84	46.89	265.06	117.89	214.50	—

续表

地区	公立医院	按医院级别分					按机构类别分			
		三级医院	三级医院 三甲医院	三级医院 其他三级	二级医院	一级医院	未定级	综合医院	中医类医院	专科医院	护理院
山东	276.98	801.25	971.74	522.79	208.51	13.64	23.85	321.40	255.79	169.81	6.56
河南	215.82	637.63	988.45	406.02	123.61	11.86	48.27	249.35	147.23	179.34	36.00
湖北	316.78	697.32	977.23	409.63	119.15	7.98	6.48	424.43	208.14	68.78	0.00
湖南	135.22	332.26	444.71	231.92	81.13	11.31	9.00	159.74	122.72	71.26	16.00
广东	383.67	965.94	1 288.68	499.00	175.59	28.15	32.60	429.81	302.54	314.23	11.00
广西	216.50	598.65	736.14	274.16	111.06	18.94	5.44	285.16	132.20	141.95	0.00
海南	134.58	476.38	464.13	507.00	135.83	6.93	22.40	136.38	154.50	86.25	4.00
重庆	248.20	606.66	755.47	338.80	183.59	10.23	7.56	254.24	280.84	203.31	68.50
四川	254.91	504.57	703.39	339.33	112.73	15.90	45.59	298.78	179.75	240.77	—
贵州	282.17	710.60	1 070.29	424.70	185.20	7.40	64.36	333.74	233.81	125.97	—
云南	182.38	432.21	487.98	346.91	154.29	8.98	15.95	196.17	143.26	215.93	0.00
西藏	54.70	270.24	355.82	113.33	29.10	14.49	1.36	68.99	22.88	98.00	—
陕西	183.55	727.01	788.89	563.20	120.15	6.60	36.40	212.12	114.36	177.09	2.00
甘肃	194.27	501.48	640.29	339.53	121.15	7.40	23.41	226.92	158.48	93.86	—
青海	139.10	372.61	618.80	183.23	73.18	—	240.00	139.65	73.52	548.67	—
宁夏	196.41	324.74	385.50	296.69	159.33	25.00	1.00	258.30	133.86	74.38	—
新疆	149.28	642.82	683.60	461.19	135.03	10.87	40.88	153.73	93.93	248.50	—

表 2-1-6　按 CPU 核数分组的各类公立医院数量

单位:个

类别	合计	CPU 核数(个)				
		50 以下	[50,100)	[100,200)	[200,500)	500 及以上
公立医院	11 323	5 699	1 142	1 327	1 672	1 483
综合医院	6 790	3 385	602	709	1 047	1 047
中医类医院	2 721	1 269	356	420	418	258
专科医院 [a]	1 759	997	183	194	207	178
其中:口腔医院	153	81	15	19	20	18
眼科医院	55	23	9	6	10	7
肿瘤医院	75	14	14	7	13	27
心血管病医院	19	6	—	4	3	6
妇产(科)医院	52	23	5	7	7	10
儿童医院	54	12	2	9	6	25
精神病医院	737	456	87	84	74	36
传染病医院	172	78	16	24	33	21
康复医院	159	120	10	8	18	3
其他专科医院	283	184	25	26	23	25
护理院	53	48	1	4	—	0

表 2-1-7　各类公立医院院均服务器 CPU 核数

单位:个

类别	合计	综合医院	中医类医院	专科医院	护理院
公立医院	232.34	265.81	173.98	199.90	17.30
按医院级别等次分					
三级	628.49	754.42	405.48	531.19	—
三甲	838.24	1 051.80	489.85	746.62	—
其他三级	376.25	441.09	257.60	289.03	—
二级	131.21	166.39	99.09	63.57	32.00
一级	12.47	10.45	26.67	19.14	17.30
未定级	33.90	27.51	54.68	37.72	15.37
按行政隶属关系分					
省属及以上	814.25	940.02	649.28	658.82	—
地级市(地区)属	390.98	526.46	340.80	220.92	50.38
县级市(区)属及以下	135.44	157.61	116.24	49.10	11.42

表 2-1-8　各地区公立医院已使用存储总容量

单位：T

地区	公立医院	按医院级别分						按机构类别分			
		三级医院	三甲医院	其他三级	二级医院	一级医院	未定级	综合医院	中医类医院	专科医院	护理院
总计	938 494.34	663 864.29	230 272.49	27 237.73	17 119.83	681 959.55	148 419.88	107 432.22	682.69	938 494.34	663 864.29
东部	455 145.92	345 581.01	90 670.85	11 120.11	7 773.95	330 486.75	63 280.02	61 041.18	337.97	455 145.92	345 581.01
中部	233 212.56	156 386.77	62 658.67	10 491.92	3 675.20	171 966.21	37 315.65	23 688.98	241.72	233 212.56	156 386.77
西部	250 135.86	161 896.51	76 942.97	5 625.70	5 670.68	179 506.59	47 824.21	22 702.06	103.00	250 135.86	161 896.51
北京	34 148.71	31 493.66	2 573.92	81.13	0.00	21 610.20	4 411.26	8 127.25	0.00	34 148.71	31 493.66
天津	8 867.42	6 959.67	1 647.14	259.09	1.52	5 148.83	1 364.51	2 354.08	—	8 867.42	6 959.67
河北	35 584.11	18 157.33	14 961.08	2 273.49	192.21	27 125.01	5 970.70	2 488.40	—	35 584.11	18 157.33
山西	18 775.37	7 675.11	8 400.39	890.77	1 809.10	13 096.02	3 722.08	1 957.27	—	18 775.37	7 675.11
内蒙古	20 200.76	13 159.62	6 070.81	78.15	892.18	13 510.33	5 555.64	1 134.79	0.00	20 200.76	13 159.62
辽宁	24 258.40	17 155.98	5 701.62	734.18	666.62	17 476.37	3 760.12	3 021.91	—	24 258.40	17 155.98
吉林	19 181.51	14 624.33	3 628.49	891.53	37.16	15 434.73	1 430.01	2 316.77	—	19 181.51	14 624.33
黑龙江	14 824.61	5 681.29	6 895.19	1 763.15	484.98	10 310.49	2 843.85	1 447.77	222.50	14 824.61	5 681.29
上海	36 334.19	30 485.94	5 597.06	35.70	215.49	26 319.54	2 743.27	7 202.20	69.18	36 334.19	30 485.94
江苏	62 968.72	52 931.87	6 594.49	1 723.16	1 719.20	42 399.01	10 865.93	9 452.19	251.59	62 968.72	52 931.87
浙江	66 404.23	51 961.96	12 411.68	0.00	2 030.59	49 080.79	10 431.96	6 889.48	2.00	66 404.23	51 961.96
安徽	28 440.92	20 898.75	6 474.29	1 028.64	39.24	20 641.20	5 646.21	2 138.29	15.22	28 440.92	20 898.75
福建	28 578.59	20 424.12	7 238.71	500.53	415.23	21 096.54	3 637.70	3 844.35	—	28 578.59	20 424.12
江西	24 256.49	15 536.28	7 292.38	786.88	640.95	17 268.63	3 644.16	3 343.70	—	24 256.49	15 536.28

续表

| 地区 | 公立医院 | 按医院级别分 | | | | | | 按机构类别分 | | | |
		三级医院	三甲医院	其他三级	二级医院	一级医院	未定级	综合医院	中医类医院	专科医院	护理院
山东	63 272.86	41 090.76	18 540.58	2 592.26	1 049.26	46 759.01	9 174.92	7 334.33	4.60	63 272.86	41 090.76
河南	48 605.82	31 273.65	14 161.69	3 113.38	57.10	33 976.16	8 549.74	6 077.92	2.00	48 605.82	31 273.65
湖北	47 048.49	38 816.67	7 129.27	718.40	384.15	38 480.23	5 313.72	3 254.54	0.00	47 048.49	38 816.67
湖南	32 079.35	21 880.69	8 676.97	1 299.17	222.52	22 758.75	6 165.88	3 152.72	2.00	32 079.35	21 880.69
广东	89 922.04	71 721.12	14 793.83	2 489.92	917.17	69 340.18	10 624.91	9 948.35	8.60	89 922.04	71 721.12
广西	26 904.34	16 594.28	9 445.42	426.14	438.50	19 122.52	5 157.93	2 523.89	100.00	26 904.34	16 594.28
海南	4 806.65	3 198.60	610.74	430.65	566.66	4 131.27	294.74	378.64	2.00	4 806.65	3 198.60
重庆	13 125.57	9 017.52	3 896.10	148.96	62.99	9 358.48	1 859.44	1 906.65	1.00	13 125.57	9 017.52
四川	63 870.04	50 265.92	10 675.73	674.00	2 254.39	43 469.24	14 028.06	6 372.74	—	63 870.04	50 265.92
贵州	21 367.04	13 571.95	7 282.28	383.56	129.25	17 147.17	2 806.42	1 413.45	—	21 367.04	13 571.95
云南	28 909.90	17 906.12	10 224.73	143.00	636.05	19 884.55	5 676.12	3 349.23	0.00	28 909.90	17 906.12
西藏	4 371.40	788.50	2 041.22	1 433.38	108.30	2 900.22	1 448.18	23.00	—	4 371.40	788.50
陕西	25 852.86	15 237.26	9 412.74	546.06	656.80	21 071.18	3 100.10	1 679.58	2.00	25 852.86	15 237.26
甘肃	14 730.11	7 948.69	6 311.28	27.72	442.42	9 498.23	4 056.78	1 175.10	—	14 730.11	7 948.69
青海	6 526.90	4 077.01	2 433.89	1 643.12	16.00	5 282.29	870.61	374.00	—	6 526.90	4 077.01
宁夏	6 266.04	4 244.03	2 011.01	10.00	1.00	4 992.55	1 176.45	97.04	—	6 266.04	4 244.03
新疆	18 010.90	9 085.61	7 137.76	1 754.73	32.80	13 269.83	2 088.48	2 652.59	—	18 010.90	9 085.61

表 2-1-9 各地区公立医院院均已使用存储量

单位:T

地区	公立医院	按医院级别分						按机构类别分			
		三级医院	三甲医院	其他三级	二级医院	一级医院	未定级	综合医院	中医类医院	专科医院	护理院
总计	83.00	225.27	317.60	114.23	41.78	13.95	19.01	100.66	54.57	61.11	10.94
东部	107.29	287.51	400.24	146.00	48.72	13.93	20.40	132.46	72.74	72.93	8.37
中部	69.08	184.42	274.06	88.66	37.66	16.76	15.44	83.76	45.73	47.38	34.53
西部	67.80	180.49	245.46	97.92	38.72	10.65	20.18	80.60	46.25	53.92	0.50
北京	180.68	357.88	468.03	191.09	46.80	1.80	0.00	234.89	84.83	180.61	—
天津	73.90	148.08	184.70	61.75	35.81	9.97	1.52	87.27	62.02	60.36	—
河北	52.18	208.70	280.17	120.75	39.58	11.90	7.39	60.82	38.27	31.11	—
山西	43.36	142.13	163.43	58.87	32.69	16.50	26.60	51.97	31.02	32.09	—
内蒙古	63.52	156.66	209.26	95.97	29.91	3.72	89.22	84.44	48.73	26.39	0.00
辽宁	56.68	128.99	200.37	72.08	33.15	8.44	18.52	69.08	49.48	30.52	—
吉林	78.29	256.57	447.31	59.01	26.49	29.72	1.77	115.18	22.70	48.27	—
黑龙江	27.71	58.57	72.50	27.46	27.92	11.91	11.28	27.49	30.25	22.27	222.50
上海	228.52	586.27	759.93	308.41	61.51	4.46	26.94	333.16	124.69	141.22	9.88
江苏	147.81	302.47	413.53	197.58	51.93	21.01	40.91	208.86	137.54	73.85	15.66
浙江	170.70	393.65	556.26	192.45	73.88	0.00	23.05	229.35	109.81	87.21	0.00
安徽	84.90	181.73	296.22	99.71	41.50	22.36	2.18	104.78	69.71	39.60	5.07
福建	102.07	258.53	423.64	113.08	48.58	12.83	31.94	139.71	51.24	66.28	—
江西	80.05	182.78	255.43	73.80	44.74	23.84	29.13	99.82	41.41	79.61	—

续表

地区	公立医院	按医院级别分						按机构类别分			
		三级医院	三级医院		二级医院	一级医院	未定级	综合医院	中医类医院	专科医院	护理院
			三甲医院	其他三级							
山东	88.12	260.07	336.60	135.07	56.01	16.10	15.43	106.76	65.54	55.99	0.51
河南	70.55	182.89	321.07	91.66	47.36	14.97	5.19	78.65	53.44	63.31	2.00
河北	121.89	265.87	413.23	114.42	41.94	15.62	16.01	165.15	57.76	54.24	0.00
湖南	71.29	177.89	267.66	97.79	36.92	21.30	7.18	88.56	52.25	42.60	2.00
广东	122.18	311.83	441.70	123.94	47.88	20.92	11.76	146.91	76.44	83.60	1.43
广西	78.84	197.55	233.64	112.39	46.53	11.84	19.91	103.36	50.08	49.49	0.00
海南	41.80	152.31	185.66	68.94	17.45	11.04	28.33	46.95	16.37	47.33	2.00
重庆	61.62	161.03	190.37	108.21	38.96	3.82	3.50	76.09	40.42	45.40	0.50
四川	94.06	185.48	290.43	98.26	37.33	13.76	30.88	115.30	69.79	63.10	—
贵州	74.71	193.89	311.37	100.50	45.51	9.59	8.08	98.55	35.52	42.83	—
云南	70.00	208.21	256.99	133.61	42.78	3.40	13.83	79.22	47.70	79.74	0.00
西藏	34.97	46.38	68.27	6.25	34.60	40.95	7.74	34.94	36.20	11.50	—
陕西	59.71	245.76	293.52	119.34	34.48	8.27	20.53	75.25	28.44	39.06	2.00
甘肃	54.15	122.29	184.64	49.55	39.45	1.85	13.83	58.27	46.63	53.41	—
青海	61.00	177.26	239.30	129.54	29.32	—	16.00	83.85	22.91	62.33	—
宁夏	94.94	223.37	502.42	94.58	47.88	2.50	1.00	134.93	56.02	12.13	—
新疆	41.31	151.43	175.42	44.54	39.88	9.69	2.05	40.09	27.12	94.74	—

表 2-1-10　按已使用存储容量分组的各类公立医院数量

单位:个

类别	合计	已使用存储容量(T)				
		10 以下	[10,20)	[20,40)	[40,60)	60 及以上
公立医院	11 306	4 794	1 119	1 369	806	3 218
综合医院	6 775	2 775	537	772	495	2 196
中医类医院	2 720	1 031	402	413	231	643
专科医院	1 758	942	178	181	80	377
其中:口腔医院	151	76	17	16	11	31
眼科医院	55	22	4	12	1	16
肿瘤医院	75	10	6	6	3	50
心血管病医院	19	2	3	3	1	10
妇产(科)医院	52	22	6	4	3	17
儿童医院	54	9	1	5	5	34
精神病医院	736	444	86	71	32	103
传染病医院	172	86	20	22	2	42
康复医院	159	102	13	18	11	15
其他专科医院	285	169	22	24	11	59
护理院	53	46	2	3	—	2

表 2-1-11　各类公立医院院均已使用存储容量

单位:T

类别	合计	综合医院	中医类医院	专科医院	护理院
公立医院	83.00	100.66	54.57	61.11	10.94
按医院级别等次分					
三级	225.27	299.10	114.77	141.89	—
三甲	317.60	442.98	141.90	218.70	—
其他三级	114.23	147.51	67.21	55.55	—
二级	41.78	49.56	33.70	28.97	44.94
一级	13.95	12.29	17.93	24.40	3.63
未定级	19.01	17.68	40.60	12.18	8.39
按行政隶属关系分					
省属及以上	308.72	404.19	200.75	182.87	—
地级市(地区)属	132.59	198.72	92.28	58.79	31.87
县级市(区)属及以下	48.58	55.79	39.59	28.06	7.22

表2-1-12 各地区公立医院电脑终端总数量

单位:台

地区	公立医院	按医院级别分						按机构类别分			
		三级医院	三甲医院	其他三级	二级医院	一级医院	未定级	综合医院	中医类医院	专科医院	护理院
总计	4 644 160	3 204 884	1 347 651	47 738	43 887	3 322 102	826 174	493 672	2 212	4 644 160	3 204 884
东部	2 192 268	1 606 918	538 078	20 929	26 344	1 566 905	357 596	265 757	2 010	2 192 268	1 606 918
中部	1 196 695	802 857	371 861	14 286	7 691	863 656	215 726	117 146	167	1 196 695	802 857
西部	1 255 197	795 109	437 712	12 524	9 853	891 541	252 851	110 770	35	1 255 197	795 109
北京	150 619	136 656	12 971	992	0	97 508	23 797	29 314	0	150 619	136 656
天津	56 704	46 562	9 375	722	45	32 350	9 924	14 430	—	56 704	46 562
河北	193 822	97 443	92 632	2 428	1 319	143 216	35 421	15 185	—	193 822	97 443
山西	107 640	54 795	49 543	1 226	2 076	80 599	13 270	13 771	—	107 640	54 795
内蒙古	96 218	61 593	33 541	343	741	62 668	22 862	10 686	2	96 218	61 593
辽宁	143 501	112 736	28 429	1 458	878	106 207	19 209	18 085	—	143 501	112 736
吉林	76 041	46 730	27 911	497	903	51 695	14 983	9 363	—	76 041	46 730
黑龙江	103 998	67 392	33 695	2 006	905	73 167	18 213	12 598	20	103 998	67 392
上海	142 053	106 828	33 356	619	1 250	93 946	16 864	30 522	721	142 053	106 828
江苏	271 985	231 659	33 841	1 783	4 702	176 369	53 166	41 432	1 018	271 985	231 659
浙江	293 864	209 523	74 382	0	9 960	209 870	55 374	28 509	112	293 864	209 523
安徽	153 771	113 256	39 408	867	240	111 418	28 821	13 462	70	153 771	113 256
福建	132 266	92 352	38 362	1 065	487	97 666	20 972	13 628	—	132 266	92 352
江西	124 545	76 955	45 017	1 027	1 546	89 177	22 965	12 403	—	124 545	76 955

续表

地区	公立医院	按医院级别分					按机构类别分			
		三级医院		二级医院	一级医院	未定级	综合医院	中医类医院	专科医院	护理院
		三甲医院	其他三级							
山东	319 798	111 814	4 679	2 807	242 397	49 629	27 737	34	319 798	200 497
河南	255 141	79 419	5 756	232	179 652	47 333	28 120	36	255 141	169 734
湖北	193 262	40 516	1 033	899	149 778	32 536	10 942	6	193 262	150 814
湖南	182 297	56 352	1 873	890	128 170	37 604	16 487	35	182 297	123 181
广东	453 832	95 105	6 482	3 994	340 406	68 154	45 158	113	453 832	348 251
广西	169 648	62 730	939	272	118 663	37 752	13 230	3	169 648	105 707
海南	33 824	7 810	701	903	26 969	5 085	1 758	12	33 824	24 410
重庆	95 999	32 084	1 299	634	62 898	20 229	12 868	4	95 999	61 982
四川	266 845	48 779	1 134	2 433	184 987	54 345	27 513	—	266 845	214 499
贵州	110 724	46 752	544	1 024	80 051	24 061	6 612	—	110 724	62 404
云南	138 775	57 296	426	1 292	98 280	26 975	13 519	2	138 775	79 762
西藏	9 798	2 545	486	71	7 599	1 581	618	—	9 798	6 696
陕西	131 855	59 756	1 174	1 354	98 164	23 509	10 158	24	131 855	69 571
甘肃	80 965	33 011	183	1 318	58 059	19 191	3 715	—	80 965	46 453
青海	23 337	9 402	—	0	17 030	4 046	2 261	—	23 337	13 935
宁夏	26 160	10 256	63	1	20 737	4 314	1 109	—	26 160	15 840
新疆	104 873	41 560	5 933	712	82 406	13 985	8 482	—	104 873	56 668

表 2-1-13　各地区公立医院院均电脑终端数量

单位:台

地区	公立医院	按医院级别分						按机构类别分			
		三级医院	三级医院		二级医院	一级医院	未定级	综合医院	中医类医院	专科医院	护理院
			三甲医院	其他三级							
总计	408.13	1 087.88	1 466.82	631.84	244.05	23.86	48.21	486.83	302.52	278.75	41.40
东部	513.29	1 337.98	1 783.55	777.67	288.82	25.62	67.51	622.28	410.56	315.63	49.83
中部	351.76	946.77	1 307.92	560.95	222.94	22.11	32.04	417.23	262.44	232.89	23.86
西部	338.69	886.41	1 183.36	509.02	219.85	23.28	35.18	398.72	243.59	260.02	5.67
北京	796.93	1 552.91	2 009.98	860.78	235.84	22.04	0.00	1 059.87	457.63	651.42	—
天津	464.79	990.69	1 151.01	612.79	203.80	25.79	45.00	539.17	451.11	360.75	—
河北	277.28	1 120.04	1 555.38	584.23	244.41	11.96	43.95	311.34	225.61	185.18	—
山西	245.19	1 014.72	1 148.05	493.55	192.77	20.78	30.09	313.61	109.67	225.75	—
内蒙古	303.53	733.25	950.18	482.95	166.04	16.33	74.10	391.68	202.32	248.51	2.00
辽宁	334.50	847.64	1 244.20	531.45	165.28	16.57	24.39	419.79	252.75	180.85	—
吉林	304.16	819.82	1 182.41	444.29	203.73	15.06	39.26	380.11	234.11	187.26	—
黑龙江	193.30	694.76	866.87	310.40	136.42	13.28	21.05	193.56	193.76	193.82	20.00
上海	893.41	2 054.39	2 597.78	1 184.96	366.55	77.38	156.19	1 189.19	766.55	598.46	103.00
江苏	636.94	1 323.77	1 840.53	835.71	266.47	21.48	111.66	864.55	672.98	323.69	62.88
浙江	755.43	1 587.29	2 002.73	1 073.28	442.75	0.00	113.16	980.70	582.88	360.87	110.00
安徽	454.94	984.83	1 518.67	602.39	249.42	18.45	13.33	559.89	351.48	249.30	23.33
福建	474.07	1 184.00	1 622.11	788.63	257.46	27.31	37.46	646.79	295.38	239.09	—
江西	407.01	905.35	1 191.96	475.44	274.49	29.35	70.25	515.47	252.36	295.30	—

续表

地区	公立医院	按医院级别分						按机构类别分			
		三级医院	三甲医院	其他三级	二级医院	一级医院	未定级	综合医院	中医类医院	专科医院	护理院
山东	439.89	1 268.97	1 562.78	789.09	336.79	28.53	38.45	544.71	354.50	208.55	3.78
河南	367.11	992.60	1 527.61	639.38	265.62	26.90	21.09	410.16	295.83	292.91	36.00
湖北	499.39	1 032.97	1 470.46	583.33	236.94	22.46	37.46	642.82	353.65	179.38	6.00
湖南	406.01	1 001.47	1 461.30	591.17	239.80	30.71	29.67	500.66	318.68	222.80	35.00
广东	616.62	1 514.13	2 060.13	724.18	307.78	54.47	51.17	721.20	490.32	379.48	18.33
广西	497.50	1 258.42	1 491.74	707.80	309.02	25.38	15.94	641.42	366.53	254.42	2.00
海南	294.12	1 162.38	1 432.93	486.00	223.14	17.97	45.14	306.46	282.50	219.75	12.00
重庆	450.70	1 106.82	1 442.58	502.45	320.84	33.31	35.22	511.37	439.76	306.38	2.00
四川	392.42	791.51	1 179.24	469.27	170.56	23.14	32.88	490.68	270.37	269.74	—
贵州	387.15	891.48	1 208.13	639.78	292.20	13.60	64.00	460.06	304.57	200.35	—
云南	335.21	927.46	1 146.13	593.03	239.73	9.91	28.08	390.00	226.68	321.88	2.00
西藏	77.15	393.88	471.82	251.00	43.14	13.14	5.07	91.55	37.64	309.00	—
陕西	303.12	1 122.11	1 326.58	580.86	218.09	17.79	41.04	349.34	215.68	230.85	24.00
甘肃	292.29	714.66	963.69	424.13	202.52	12.20	38.76	354.02	213.23	161.52	—
青海	218.10	605.87	945.10	344.92	113.28	—	0.00	274.68	106.47	323.00	—
宁夏	396.36	833.68	1 630.00	466.15	244.19	15.75	1.00	560.46	205.43	138.63	—
新疆	236.73	944.47	1 048.98	478.91	230.89	31.72	44.53	243.80	181.63	302.93	—

表 2-1-14　按电脑终端数量分组的公立医院数量

单位:个

类别	合计	电脑终端数量(台)				
		50 以下	[50,100)	[100,200)	[200,400)	400 及以上
公立医院	11 379	3 110	979	1 522	2 327	3 441
综合医院	6 824	2 095	422	627	1 186	2 494
中医医院	2 731	413	289	601	809	619
专科医院 ª	1 771	556	265	293	330	327
其中:口腔医院	157	59	21	23	26	28
眼科医院	56	16	8	7	11	14
肿瘤医院	75	2	1	8	16	48
心血管病医院	19	4	1	2	1	11
妇产(科)医院	52	8	6	7	13	18
儿童医院	54	6	1	2	6	39
精神病医院	741	221	151	159	144	66
传染病医院	171	35	14	34	44	44
康复医院	160	73	27	24	27	9
其他专科医院	286	132	35	27	42	50
护理院	53	46	3	1	2	1

注:ª 仅列举部分类别专科医院数据。

表 2-1-15 各类公立医院院均电脑终端数量

单位:台

类别	合计	综合医院	中医医院	专科医院	护理院
公立医院	408.13	486.83	302.52	278.75	41.40
按医院级别等次分					
三级	1 087.88	1 386.27	677.84	702.62	—
三甲	1 466.82	1 964.54	832.25	975.65	—
其他三级	631.84	777.00	407.17	394.53	—
二级	244.05	306.86	189.74	117.38	12.20
一级	23.86	22.77	22.82	31.53	44.70
未定级	48.21	41.75	48.84	60.06	44.37
按行政隶属关系分					
省属及以上	1 310.19	1 607.51	1 151.98	833.47	—
地级市(地区)属	692.55	1 004.72	542.51	320.17	60.38
县级市(区)属及以下	247.81	289.68	211.46	84.87	38.02

表 2-1-16　各地区三级公立医院院均完成网络安全等级保护第三级信息系统备案数量

单位:个

地区	三级公立医院	医院级别		机构类别		
		三甲	其他三级	综合医院	中医类医院	专科医院
总计	2.64	3.24	1.92	2.96	2.08	2.40
东部	2.80	3.43	2.02	3.10	2.24	2.64
中部	2.55	3.27	1.78	2.92	1.95	2.09
西部	2.52	2.97	1.94	2.82	2.02	2.26
北京	1.66	2.17	0.89	1.83	1.41	1.67
天津	2.72	2.91	2.29	2.52	3.29	2.76
河北	3.77	4.79	2.51	4.42	2.76	2.77
山西	2.87	3.35	1.00	2.62	2.11	4.27
内蒙古	2.35	2.62	2.03	2.88	2.57	1.30
辽宁	1.71	2.66	0.95	1.86	1.44	1.52
吉林	1.35	1.69	1.00	1.53	1.07	1.25
黑龙江	1.20	1.25	1.07	1.54	1.29	0.52
上海	5.87	7.19	3.75	5.82	4.50	6.63
江苏	2.60	3.15	2.08	3.12	2.21	2.00
浙江	2.18	2.47	1.83	2.12	2.15	2.42
安徽	1.92	2.67	1.39	2.07	1.79	1.50
福建	5.76	6.97	4.69	6.80	4.05	5.21
江西	2.25	3.02	1.09	2.76	1.73	1.61
山东	2.23	2.45	1.88	2.52	1.75	2.02
河南	3.63	5.47	2.42	3.93	2.45	4.32
湖北	2.81	3.72	1.88	3.35	1.80	2.21
湖南	3.01	3.91	2.20	3.53	2.41	2.00
广东	2.79	3.62	1.60	3.07	2.12	2.64
广西	1.20	1.47	0.56	1.48	0.87	0.87
海南	1.95	1.87	2.17	2.23	1.75	1.25
重庆	2.25	2.50	1.80	2.59	1.47	2.42

地区	三级公立医院	医院级别		机构类别		
		三甲	其他三级	综合医院	中医类医院	专科医院
四川	3.24	3.99	2.61	3.70	2.40	3.57
贵州	1.69	2.42	1.10	1.84	1.53	1.22
云南	2.55	3.06	1.76	2.82	2.13	2.15
西藏	2.94	3.27	2.33	3.22	3.00	1.50
陕西	2.44	2.93	1.12	2.65	1.55	2.55
甘肃	2.15	2.63	1.60	2.16	1.89	2.50
青海	2.48	3.30	1.85	2.67	1.75	2.50
宁夏	1.21	1.50	1.08	1.67	0.86	0.67
新疆	3.30	3.47	2.55	3.46	2.00	4.25

表 2-1-17　完成网络安全等级保护第三级信息系统备案的二级及以下公立医院数量及占比

类别	合计 / 个	完成网络安全等级保护第三级 信息系统备案数量≥1 个的机构数 / 个	占比 /%
二级及以下公立医院	8 442	2 937	34.79
综合医院	5 146	1 907	37.06
中医类医院	2 019	655	32.44
专科医院 ª	1 224	353	28.84
其中:口腔医院	105	19	18.10
眼科医院	30	13	43.33
肿瘤医院	23	6	26.09
心血管病医院	7	1	14.29
妇产(科)医院	28	5	17.86
儿童医院	12	8	66.67
精神病医院	570	176	30.88
传染病医院	105	34	32.38
康复医院	137	39	28.47
其他专科医院	207	52	25.12
护理院	53	22	41.51

注:ª 仅列举部分类别专科医院数据。

表 2-1-18　不同隶属关系的三级公立医院院均完成网络安全等级保护第三级信息系统备案数量

单位:个

行政隶属关系	合计	医院类别		
		综合医院	中医类医院	专科医院
公立医院	2.64	2.96	2.08	2.40
省属及以上	3.57	4.01	3.16	3.15
地级市(地区)属	2.67	3.16	2.16	2.17
县级市(区)属及以下	2.13	2.40	1.64	1.15

2. 专业公共卫生机构

表 2-2-1　各级各类专业公共卫生机构信息化基础资源总量

类别	服务器 CPU 总核数 / 个	已使用存储设备总容量 /T	电脑终端总数 / 台
专业公共卫生机构	322 217	141 570	591 811
疾病预防控制中心	55 194	41 766	149 288
省属及以上	5 789	1 768	8 016
地级市（地区）属	12 926	4 797	46 030
县级市（区）属及以下	36 479	35 201	95 242
专科疾病防治院	7 827	4 020	12 336
省属及以上	884	743	2 785
地级市（地区）属	4 388	1 643	6 095
县级市（区）属及以下	2 555	1 634	3 456
妇幼保健院	197 257	71 608	359 508
省属及以上	12 064	3 407	27 838
地级市（地区）属	78 337	17 608	126 325
县级市（区）属及以下	106 856	50 593	205 345
急救中心	16 940	3 711	7 639
省属及以上	1 482	229	575
地级市（地区）属	9 228	1 540	4 852
县级市（区）属及以下	6 230	1 942	2 212
血站	15 753	4 384	29 259
省属及以上	2 403	476	3 835
地级市（地区）属	10 763	3 064	21 610
县级市（区）属及以下	2 587	844	3 814
卫生监督所 [a]	29 246	16 081	33 781
省属及以上	921	256	1 235
地级市（地区）属	3 854	2 050	8 563
县级市（区）属及以下	24 471	13 775	23 983

注：[a] 卫生监督所包含局、中心、执法大队。

表 2-2-2　各级各类专业公共卫生机构院均信息化基础资源

类别	院均服务器 CPU 核数 / 个	院均已使用存储设备容量 /T	院均电脑终端数 / 台
专业公共卫生机构	37.74	16.58	69.19
疾病预防控制中心	16.54	12.51	44.74
省属及以上	156.55	47.78	216.65
地级市（地区）属	31.15	11.56	110.92
县级市（区）属及以下	12.65	12.20	33.01
专科疾病防治院	55.90	28.69	86.87
省属及以上	88.40	74.27	278.48
地级市（地区）属	97.50	36.51	132.49
县级市（区）属及以下	30.06	19.19	40.19
妇幼保健院	90.57	32.90	164.15
省属及以上	574.50	162.26	1 325.60
地级市（地区）属	251.89	56.77	404.88
县级市（区）属及以下	57.88	27.41	110.57
急救中心	47.19	10.34	21.28
省属及以上	185.25	28.63	71.88
地级市（地区）属	53.34	8.90	28.05
县级市（区）属及以下	35.00	10.91	12.43
血站	32.21	8.96	59.83
省属及以上	126.47	25.04	201.82
地级市（地区）属	34.17	9.72	68.60
县级市（区）属及以下	16.69	5.44	24.61
卫生监督所 [a]	14.38	7.90	16.59
省属及以上	43.86	12.17	58.81
地级市（地区）属	14.77	7.85	32.81
县级市（区）属及以下	13.96	7.86	13.67

注：[a] 卫生监督所包含局、中心、执法大队。

表 2-2-3 各地区专业公共卫生机构信息化基础资源总量

地区	服务器 CPU 总核数 / 个	已使用存储设备总容量 /T	电脑终端总数 / 台
总计	322 217	141 570	591 811
东部	131 529	48 319	244 652
中部	89 281	44 417	155 360
西部	101 407	48 834	191 799
北京	5 805	981	9 602
天津	1 926	390	3 984
河北	12 144	7 850	21 706
山西	7 752	4 099	11 217
内蒙古	4 689	3 206	10 335
辽宁	5 962	3 750	8 506
吉林	3 789	3 313	6 555
黑龙江	6 803	3 548	10 172
上海	3 381	1 158	7 129
江苏	14 751	5 536	28 964
浙江	16 825	5 363	32 944
安徽	9 454	4 562	15 330
福建	5 560	3 512	16 442
江西	11 949	6 412	20 579
山东	24 880	8 174	44 306
河南	21 136	10 004	35 595
湖北	16 860	5 883	27 667
湖南	11 538	6 596	28 245
广东	37 227	11 089	65 782
广西	15 445	4 913	38 150
海南	3 068	516	5 287
重庆	6 336	1 432	14 684
四川	32 733	15 398	42 545
贵州	12 684	4 076	22 261

地区	服务器 CPU 总核数 / 个	已使用存储设备总容量 /T	电脑终端总数 / 台
云南	9 019	3 598	24 024
西藏	592	898	1 313
陕西	6 820	3 952	15 067
甘肃	5 198	4 864	10 567
青海	1 010	1 659	1 753
宁夏	2 868	801	4 336
新疆	4 013	4 037	6 764

表 2-2-4 各地区专业公共卫生机构服务器 CPU 总核数

单位:个

地区	合计	疾病预防控制中心	专科疾病防治院	妇幼保健院	急救中心	血站	卫生监督所
总计	322 217	55 194	7 827	197 257	16 940	15 753	29 246
东部	131 529	21 766	4 796	81 454	8 909	6 467	8 137
中部	89 281	17 310	1 654	48 702	6 384	4 675	10 556
西部	101 407	16 118	1 377	67 101	1 647	4 611	10 553
北京	5 805	1 649	0	3 200	460	496	—
天津	1 926	935	64	24	469	177	257
河北	12 144	5 167	4	5 457	593	441	482
山西	7 752	1 776	318	2 990	1 122	211	1 335
内蒙古	4 689	1 216	5	2 272	312	528	356
辽宁	5 962	1 245	242	1 439	299	545	2 192
吉林	3 789	1 007	308	1 495	547	432	—
黑龙江	6 803	1 958	396	1 406	495	546	2 002
上海	3 381	943	96	1 120	653	281	288
江苏	14 751	2 323	54	9 480	1 914	935	45
浙江	16 825	2 791	224	9 949	1 579	744	1 538
安徽	9 454	3 336	26	3 146	913	767	1 266
福建	5 560	686	237	4 137	202	256	42
江西	11 949	1 488	1	8 949	1 099	404	8
山东	24 880	3 281	1 512	16 718	640	1 022	1 707
河南	21 136	2 527	24	12 867	691	914	4 113
湖北	16 860	3 373	345	11 143	1 338	618	43
湖南	11 538	1 845	236	6 706	179	783	1 789
广东	37 227	2 558	2 363	27 604	1 610	1 506	1 586
广西	15 445	1 028	131	11 993	110	439	1 744
海南	3 068	188	—	2 326	490	64	—
重庆	6 336	1 126	764	4 137	—	309	0
四川	32 733	3 984	66	21 706	506	910	5 561
贵州	12 684	931	10	9 834	218	545	1 146

地区	合计	疾病预防控制中心	专科疾病防治院	妇幼保健院	急救中心	血站	卫生监督所
云南	9 019	713	0	7 569	174	535	28
西藏	592	442	—	87	—	50	13
陕西	6 820	2 229	400	3 765	136	290	—
甘肃	5 198	1 277	1	2 532	70	604	714
青海	1 010	600	—	320	—	90	0
宁夏	2 868	781	—	1 665	50	146	226
新疆	4 013	1 791	—	1 221	71	165	765

表 2-2-5　各地区专业公共卫生机构院均服务器 CPU 核数

单位:个

地区	合计	疾病预防控制中心	专科疾病防治院	妇幼保健院	急救中心	血站	卫生监督所
总计	37.74	16.54	55.90	90.57	47.19	32.21	14.38
东部	47.30	21.08	62.28	126.68	56.03	38.49	11.61
中部	33.10	16.91	45.94	72.69	46.60	32.24	15.40
西部	33.14	12.59	50.99	77.57	26.14	26.20	16.27
北京	103.67	63.45	0.00	200.00	76.67	82.67	—
天津	35.67	46.76	64.00	12.00	78.17	25.29	14.28
河北	32.39	27.65	4.00	42.63	148.25	36.75	11.22
山西	21.42	13.46	159.00	33.59	102.00	15.07	11.72
内蒙古	22.99	10.14	1.67	52.84	39.00	29.33	29.70
辽宁	21.85	11.75	60.50	44.97	37.38	32.06	20.70
吉林	26.50	15.26	77.00	32.50	68.38	22.74	—
黑龙江	17.54	13.60	79.20	19.80	49.50	21.00	15.18
上海	57.31	49.64	96.00	186.67	72.56	40.14	16.94
江苏	44.17	20.38	13.50	201.70	73.62	31.17	0.40
浙江	51.15	27.37	74.67	155.45	45.11	29.76	15.39
安徽	30.12	27.13	8.67	92.53	45.65	34.86	11.31
福建	23.36	6.79	12.47	50.45	20.20	28.44	2.47
江西	50.85	12.00	1.00	109.13	73.27	33.67	8.00
山东	50.47	17.28	151.18	138.16	42.67	60.12	12.20
河南	37.41	14.28	24.00	97.48	13.04	41.55	22.86
湖北	64.60	29.86	38.33	116.08	78.71	38.63	4.30
湖南	26.84	12.73	21.45	55.88	59.67	55.93	13.07
广东	71.73	18.15	73.84	215.67	47.35	40.70	10.79
广西	40.65	8.50	11.91	113.14	55.00	31.36	13.85
海南	60.16	6.96	—	136.82	81.67	64.00	—
重庆	64.65	27.46	190.95	103.43	—	25.75	0.00

续表

地区	合计	疾病预防控制中心	专科疾病防治院	妇幼保健院	急救中心	血站	卫生监督所
四川	53.06	18.88	16.50	109.63	25.30	41.36	34.36
贵州	38.32	9.22	10.00	99.34	24.22	20.19	12.20
云南	26.68	4.75	0.00	51.49	15.82	33.44	2.15
西藏	6.04	5.39	—	14.50	—	7.14	4.33
陕西	30.04	18.73	200.00	41.37	27.20	29.00	—
甘肃	18.97	12.28	1.00	45.21	23.33	40.27	7.52
青海	10.98	11.32	—	12.30	—	10.00	0.00
宁夏	42.81	31.25	—	166.48	16.67	29.20	9.42
新疆	12.02	11.71	—	28.40	35.50	7.86	6.66

表 2-2-6　不同隶属关系的各级各类专业公共卫生机构院均服务器 CPU 核数

单位:个

类别	合计	疾病预防控制中心	专科疾病防治院	妇幼保健院	急救中心	血站	卫生监督所
专业公共卫生机构	37.74	16.54	55.90	90.57	47.19	32.21	14.38
省属及以上	202.99	156.55	88.40	574.50	185.25	126.47	43.86
地级市（地区）属	78.62	31.15	97.50	251.89	53.34	34.17	14.77
县级市（区）属及以下	25.96	12.65	30.06	57.88	35.00	16.69	13.96

表 2-2-7　按服务器 CPU 核数分组的各类专业公共卫生机构数量

单位:个

类别	合计	服务器 CPU 核数(个)				
		50 以下	[50,100)	[100,200)	[200,500)	500 及以上
专业公共卫生机构	8 539	7 201	488	355	424	71
疾病预防控制中心	3 337	3 064	97	65	111	—
省属及以上	37	13	1	4	19	—
地级市(地区)属	415	340	36	19	20	—
县级市(区)属及以下	2 885	2 711	60	42	72	—
专科疾病防治院	140	104	17	6	9	4
省属及以上	10	3	5	1	1	
地级市(地区)属	45	27	7	3	5	3
县级市(区)属及以下	85	74	5	2	3	1
妇幼保健院	2 178	1 450	246	205	210	67
省属及以上	21	4	2	—	7	8
地级市(地区)属	311	113	33	50	72	43
县级市(区)属及以下	1 846	1 333	211	155	131	16
急救中心	359	275	40	22	22	—
省属及以上	8	4	1	—	3	—
地级市(地区)属	173	116	30	16	11	
县级市(区)属及以下	178	155	9	6	8	
血站	489	386	59	30	14	
省属及以上	19	3	6	6	4	
地级市(地区)属	315	245	42	21	7	
县级市(区)属及以下	155	138	11	3	3	—
卫生监督所[a]	2 036	1 922	29	27	58	—
省属及以上	21	16	1	4	—	
地级市(地区)属	261	242	6	7	6	
县级市(区)属及以下	1 754	1 664	22	16	52	—

注:[a] 卫生监督所包含局、中心、执法大队。

表 2-2-8　各地区专业公共卫生机构已使用存储总容量

单位:T

地区	合计	疾病预防控制中心	专科疾病防治院	妇幼保健院	急救中心	血站	卫生监督所
总计	141 570	41 766	4 020	71 608	3 711	4 384	16 081
东部	48 319	14 692	2 629	24 127	1 611	1 263	3 997
中部	44 417	13 775	999	20 734	1 467	1 492	5 950
西部	48 834	13 299	392	26 747	633	1 629	6 134
北京	981	456	0	494	3	28	—
天津	390	179	20	21	29	28	113
河北	7 850	3 704	2	3 668	28	148	300
山西	4 099	1 164	12	1 935	233	45	710
内蒙古	3 206	1 279	2	1 576	148	136	65
辽宁	3 750	1 576	600	479	43	126	926
吉林	3 313	387	603	1 832	141	350	—
黑龙江	3 548	1 320	120	1 016	43	290	759
上海	1 158	172	360	190	60	89	287
江苏	5 536	1 687	15	3 149	437	237	11
浙江	5 363	1 581	44	2 221	574	168	775
安徽	4 562	2 226	9	1 041	173	135	978
福建	3 512	948	122	2 185	96	131	30
江西	6 412	2 250	120	3 743	215	83	1
山东	8 174	2 824	677	3 510	107	171	885
河南	10 004	2 613	1	4 211	282	271	2 626
湖北	5 883	1 975	85	3 297	218	193	115
湖南	6 596	1 840	49	3 659	162	125	761
广东	11 089	1 515	789	7 852	131	132	670
广西	4 913	1 134	54	2 857	2	131	735
海南	516	50	—	358	103	5	—
重庆	1 432	198	251	957	—	26	0

续表

地区	合计	疾病预防控制中心	专科疾病防治院	妇幼保健院	急救中心	血站	卫生监督所
四川	15 398	3 099	15	8 672	260	376	2 976
贵州	4 076	945	15	2 392	51	165	508
云南	3 598	353	0	3 033	15	192	5
西藏	898	783	—	6	—	11	98
陕西	3 952	1 729	45	2 071	31	76	—
甘肃	4 864	1 308	10	2 300	99	260	887
青海	1 659	1 029	—	622	—	8	0
宁夏	801	139	—	341	11	18	292
新疆	4 037	1 303	—	1 920	16	230	568

表 2-2-9　各地区专业公共卫生机构院均已使用存储容量

单位:T

地区	合计	疾病预防控制中心	专科疾病防治院	妇幼保健院	急救中心	血站	卫生监督所
总计	16.58	12.51	28.69	32.90	10.34	8.96	7.90
东部	17.37	14.22	34.10	37.52	10.13	7.51	5.70
中部	16.46	13.45	27.77	30.93	10.71	10.28	8.67
西部	15.97	10.39	14.47	30.98	10.04	9.24	9.46
北京	17.50	17.55	0.00	30.80	0.50	4.67	—
天津	7.22	8.95	20.00	10.50	4.83	4.00	6.28
河北	20.93	19.81	2.00	28.66	7.00	12.31	6.98
山西	11.33	8.82	5.85	21.76	21.18	3.21	6.23
内蒙古	15.71	10.66	0.53	36.64	18.50	7.56	5.42
辽宁	13.73	14.87	149.96	14.95	5.38	7.41	8.74
吉林	23.17	5.86	150.81	39.83	17.63	18.41	—
黑龙江	9.13	9.17	23.98	14.26	4.30	11.14	5.75
上海	19.63	9.05	360.00	31.72	6.67	12.71	16.88
江苏	16.58	14.80	3.78	67.01	16.81	7.90	0.10
浙江	16.29	15.50	14.39	34.65	16.40	6.72	7.75
安徽	14.52	18.10	3.13	30.57	8.65	6.14	8.73
福建	14.75	9.39	6.42	26.63	9.60	14.53	1.76
江西	27.27	18.15	120.00	45.62	14.33	6.92	1.00
山东	16.58	14.86	67.62	29.01	7.13	10.06	6.32
河南	17.70	14.76	1.00	31.88	5.32	12.31	14.59
湖北	22.55	17.48	9.46	34.38	12.82	12.05	11.50
湖南	15.33	12.69	4.49	30.47	54.00	8.93	5.55
广东	21.37	10.74	24.61	61.35	3.85	3.57	4.56
广西	12.92	9.37	4.87	26.94	1.00	9.34	5.83
海南	10.13	1.85	—	21.10	17.17	5.00	—
重庆	14.60	4.83	62.75	23.90	—	2.17	0.00

续表

地区	合计	疾病预防控制中心	专科疾病防治院	妇幼保健院	急救中心	血站	卫生监督所
四川	24.97	14.67	3.63	43.78	12.98	17.05	18.45
贵州	12.31	9.36	15.00	24.16	5.67	6.11	5.40
云南	10.63	2.35	0.00	20.61	1.36	11.98	0.38
西藏	9.16	9.55	—	1.00	—	1.57	32.67
陕西	17.41	14.53	22.55	22.75	6.20	7.60	—
甘肃	17.82	12.58	10.00	41.83	33.00	17.32	9.34
青海	18.03	19.42	—	23.91	—	0.89	0.00
宁夏	11.95	5.56	—	34.10	3.67	3.60	12.17
新疆	12.12	8.52	—	45.67	8.00	10.94	4.94

表 2-2-10　不同隶属关系的各级各类专业公共卫生机构院均已使用存储容量

单位:T

类别	合计	疾病预防控制中心	专科疾病防治院	妇幼保健院	急救中心	血站	卫生监督所
专业公共卫生机构	16.58	12.51	28.69	32.90	10.34	8.96	7.90
省属及以上	59.29	47.78	74.27	162.26	28.63	25.04	12.17
地级市(地区)属	20.20	11.56	36.51	56.77	8.90	9.72	7.85
县级市(区)属及以下	15.06	12.20	19.19	27.41	10.91	5.44	7.86

表 2-2-11　按已使用存储容量分组的各类专业公共卫生机构数量

单位:个

类别	合计	已使用存储容量(T)				
		10 以下	[10.20)	[20,40)	[40,60)	60 及以上
专业公共卫生机构	8 536	6 700	536	455	173	672
疾病预防控制中心	3 337	2 785	140	134	62	216
省属及以上	37	15	6	3	1	12
地级市(地区)属	415	330	35	21	7	22
县级市(区)属及以下	2 885	2 440	99	110	54	182
专科疾病防治院	140	103	12	9	4	12
省属及以上	10	5	—	3	1	1
地级市(地区)属	45	28	7	4	—	6
县级市(区)属及以下	85	70	5	2	3	5
妇幼保健院	2 176	1 398	225	193	83	277
省属及以上	21	5	—	1	1	14
地级市(地区)属	310	123	40	49	20	78
县级市(区)属及以下	1 845	1 270	185	143	62	185
急救中心	359	279	33	19	5	23
省属及以上	8	3	1	2	—	2
地级市(地区)属	173	131	22	10	3	7
县级市(区)属及以下	178	145	10	7	2	14
血站	489	377	47	38	4	23
省属及以上	19	9	2	4	—	4
地级市(地区)属	315	236	38	23	2	16
县级市(区)属及以下	155	132	7	11	2	3
卫生监督所 [a]	2 035	1 758	79	62	15	121
省属及以上	21	17	2	—	—	2
地级市(地区)属	261	224	11	8	3	15
县级市(区)属及以下	1 753	1 517	66	54	12	104

注:[a] 卫生监督所包含局、中心、执法大队。

表 2-2-12　各地区专业公共卫生机构电脑终端总数量

单位:台

地区	合计	疾病预防控制中心	专科疾病防治院	妇幼保健院	急救中心	血站	卫生监督所
总计	591 811	149 288	12 336	359 508	7 639	29 259	33 781
东部	244 652	54 802	7 940	152 605	4 061	12 155	13 089
中部	155 360	37 557	2 968	93 176	2 486	8 446	10 727
西部	191 799	56 929	1 428	113 727	1 092	8 658	9 965
北京	9 602	2 873	0	6 094	166	469	—
天津	3 984	2 017	500	100	291	308	768
河北	21 706	5 737	100	13 917	44	1 318	590
山西	11 217	2 855	246	5 407	336	546	1 827
内蒙古	10 335	4 198	48	5 343	82	460	204
辽宁	8 506	2 944	76	3 033	132	752	1 569
吉林	6 555	2 797	318	2 505	231	704	—
黑龙江	10 172	3 085	738	3 868	258	923	1 300
上海	7 129	2 927	112	1 949	504	460	1 177
江苏	28 964	9 152	464	16 164	747	2 179	258
浙江	32 944	6 923	376	20 475	716	1 341	3 113
安徽	15 330	4 705	10	6 836	381	1 282	2 116
福建	16 442	3 870	926	10 572	201	726	147
江西	20 579	3 038	1	16 467	288	781	4
山东	44 306	8 767	609	30 119	431	2 178	2 202
河南	35 595	7 434	17	22 725	389	1 641	3 389
湖北	27 667	7 505	765	17 567	443	1 257	130
湖南	28 245	6 138	873	17 801	160	1 312	1 961
广东	65 782	8 644	4 777	46 311	657	2 128	3 265
广西	38 150	8 271	413	25 133	81	1 283	2 969
海南	5 287	948	—	3 871	172	296	—
重庆	14 684	4 187	113	9 652	—	732	0

续表

地区	合计	疾病预防控制中心	专科疾病防治院	妇幼保健院	急救中心	血站	卫生监督所
四川	42 545	12 688	136	25 177	397	1 537	2 610
贵州	22 261	5 756	20	13 601	103	906	1 875
云南	24 024	7 039	0	15 940	125	866	54
西藏	1 313	1 104	—	126	—	68	15
陕西	15 067	5 538	692	7 694	200	943	—
甘肃	10 567	2 567	6	6 183	42	842	927
青海	1 753	955	—	551	—	181	66
宁夏	4 336	1 326	—	2 259	19	255	477
新疆	6 764	3 300	—	2 068	43	585	768

表 2-2-13　各地区专业公共卫生机构院均电脑终端数量

单位:台

地区	合计	疾病预防控制中心	专科疾病防治院	妇幼保健院	急救中心	血站	卫生监督所
总计	69.19	44.74	86.87	164.15	21.28	59.83	16.59
东部	87.81	53.05	101.79	235.86	25.54	72.35	18.67
中部	57.50	36.68	80.21	138.44	18.15	58.25	15.64
西部	62.58	44.48	52.89	130.72	17.33	49.19	15.35
北京	171.46	110.50	0.00	380.88	27.67	78.17	—
天津	72.44	100.85	500.00	33.33	48.50	44.00	42.67
河北	57.73	30.68	100.00	107.89	11.00	109.83	13.72
山西	30.99	21.63	123.00	60.75	30.55	39.00	16.03
内蒙古	50.41	34.98	16.00	121.43	10.25	25.56	17.00
辽宁	31.16	27.77	19.00	94.77	16.50	44.24	14.80
吉林	45.52	42.38	79.50	53.30	28.88	37.05	—
黑龙江	26.08	21.42	147.60	52.98	25.80	35.50	9.85
上海	120.82	154.05	112.00	324.80	56.00	65.64	69.24
江苏	86.46	80.28	116.00	336.75	28.73	72.63	2.28
浙江	100.13	67.87	125.33	319.90	20.46	53.64	31.13
安徽	48.82	38.25	3.33	201.06	19.05	58.27	18.89
福建	69.08	38.32	48.74	128.92	20.10	80.67	8.65
江西	87.56	24.50	1.00	200.80	19.20	65.08	4.00
山东	89.50	46.14	55.36	246.87	28.73	128.12	15.73
河南	62.89	42.00	8.50	172.15	7.34	74.59	18.83
湖北	106.00	66.42	85.00	182.99	26.06	78.56	13.00
湖南	65.68	42.33	79.34	148.33	53.33	93.71	14.31
广东	126.74	61.30	149.27	361.79	19.32	57.51	22.21
广西	100.39	68.36	37.55	237.10	40.50	91.64	23.56
海南	103.66	35.11	—	227.69	28.67	296.00	—
重庆	149.84	102.12	28.25	241.30	—	61.00	0.00

地区	合计	疾病预防 控制中心	专科疾病 防治院	妇幼保健院	急救中心	血站	卫生监督所
四川	68.95	60.13	34.00	127.16	19.85	69.86	16.11
贵州	67.25	56.99	20.00	137.39	11.44	33.56	19.95
云南	71.08	46.93	0.00	108.44	11.36	54.13	4.15
西藏	13.40	13.46	—	21.00	—	9.71	5.00
陕西	66.37	46.54	346.00	84.55	40.00	94.30	—
甘肃	38.42	24.68	6.00	108.46	14.00	56.13	9.76
青海	18.65	18.02	—	19.68	—	20.11	16.50
宁夏	64.72	53.04	—	225.90	6.33	51.00	19.88
新疆	20.19	21.57	—	47.00	21.50	27.86	6.68

表 2-2-14　不同隶属关系的各级各类专业公共卫生机构院均电脑终端数量

单位:台

类别	合计	疾病预防 控制中心	专科疾病 防治院	妇幼 保健院	急救中心	血站	卫生 监督所
专业公共卫生机构	69.19	44.74	86.87	164.15	21.28	59.83	16.59
省属及以上	381.75	216.65	278.48	1 325.60	71.88	201.82	58.81
地级市(地区)属	140.26	110.92	132.49	404.88	28.05	68.60	32.81
县级市(区)属及以下	48.31	33.01	40.19	110.57	12.43	24.61	13.67

表 2-2-15　按电脑终端数量分组的各类专业公共卫生机构数量

单位:个

类别	合计	电脑终端数量（台）				
		50 以下	[50,100)	[100,200)	[200,400)	400 及以上
专业公共卫生机构	8 553	5 435	1 492	912	504	210
疾病预防控制中心	3 337	2 184	714	307	132	—
省属及以上	37	5	—	4	28	—
地级市（地区）属	415	106	89	148	72	—
县级市（区）属及以下	2 885	2 073	625	155	32	—
专科疾病防治院	142	84	17	22	12	7
省属及以上	10	2	—	2	2	4
地级市（地区）属	46	17	7	11	8	3
县级市（区）属及以下	86	65	10	9	2	—
妇幼保健院	2 190	726	425	499	337	203
省属及以上	21	—	—	2	5	14
地级市（地区）属	312	43	19	50	85	115
县级市（区）属及以下	1 857	683	406	447	247	74
急救中心	359	311	33	15	—	—
省属及以上	8	3	2	3	—	—
地级市（地区）属	173	138	26	9	—	—
县级市（区）属及以下	178	170	5	3	—	—
血站	489	256	141	69	23	—
省属及以上	19	1	1	7	10	—
地级市（地区）属	315	128	118	57	12	—
县级市（区）属及以下	155	127	22	5	1	—
卫生监督所 [a]	2 036	1 874	162	—	—	—
省属及以上	21	7	14	—	—	—
地级市（地区）属	261	188	73	—	—	—
县级市（区）属及以下	1 754	1 679	75	—	—	—

注:[a] 卫生监督所包含局、中心、执法大队。

表 2-2-16　各地区三级专业公共卫生机构院均完成网络安全等级保护第三级信息系统备案数量

单位:个

地区	合计	妇幼保健院	专科疾病防治院
总计	2.19	2.20	1.78
东部	2.43	2.46	1.80
中部	2.52	2.55	1.50
西部	1.69	1.68	2.00
北京	1.00	1.00	—
天津	2.00	—	2.00
河北	3.71	3.71	—
山西	1.71	1.71	—
内蒙古	2.33	2.33	—
辽宁	1.00	1.00	—
吉林	0.67	0.67	—
黑龙江	1.30	1.22	2.00
江苏	2.91	2.91	—
浙江	1.43	1.43	—
安徽	2.50	2.50	—
福建	4.50	5.75	2.00
江西	2.58	2.58	—
山东	2.05	2.11	1.00
河南	4.36	4.36	—
湖北	1.17	1.17	—
湖南	3.40	3.57	1.00
广东	2.63	2.65	2.00
广西	0.50	0.50	—
海南	2.00	2.00	—
重庆	1.40	1.40	—
四川	2.12	2.12	—

地区	合计	妇幼保健院	专科疾病防治院
贵州	1.71	1.71	—
云南	1.71	1.71	—
陕西	2.00	2.00	2.00
甘肃	1.50	1.33	2.00
青海	0.00	0.00	—
宁夏	1.50	1.50	—
新疆	0.00	0.00	—

注:三级专业公共卫生机构指通过三级医院等级评审的妇幼保健院和专科疾病防治院。

表 2-2-17 完成网络安全等级保护第三级信息系统备案的各类二级及以下专业公共卫生机构数量及占比

类别	合计 / 个	完成网络安全等级保护第三级信息系统备案数量 ≥ 1 个的机构数 / 个	占比 /%
二级及以下专业公共卫生机构	8 277	2 455	29.66
疾病预防控制中心	3 337	1 026	30.75
省属及以上	37	31	83.78
地级市（地区）属	415	126	30.36
县级市（区）属及以下	2 885	869	30.12
专科疾病防治院	133	41	30.83
省属及以上	6	2	33.33
地级市（地区）属	43	12	27.91
县级市（区）属及以下	84	27	32.14
妇幼保健院	1 923	541	28.13
省属及以上	1	0	0.00
地级市（地区）属	141	48	34.04
县级市（区）属及以下	1 781	493	27.68
急救中心	359	142	39.55
省属及以上	8	6	75.00
地级市（地区）属	173	71	41.04
县级市（区）属及以下	178	65	36.52
血站	489	138	28.22
省属及以上	19	13	68.42
地级市（地区）属	315	91	28.89
县级市（区）属及以下	155	34	21.94
卫生监督所[a]	2 036	567	27.85
省属及以上	21	9	42.86
地级市（地区）属	261	46	17.62
县级市（区）属及以下	1 754	512	29.19

注：[a] 卫生监督所包含局、中心、执法大队。

3. 非公立医院

表 2-3-1　各类非公立医院信息化基础资源总量

类别	服务器 CPU 总核数 / 个	已使用存储总容量 /T	电脑终端总数 / 台
非公立医院	454 125	540 164	919 557
综合医院	273 659	297 498	544 753
中医类医院	40 461	50 336	85 725
专科医院 [a]	132 247	181 671	275 476
其中:口腔医院	8 019	14 288	19 265
眼科医院	22 153	20 437	47 297
肿瘤医院	6 445	3 207	12 298
心血管病医院	6 105	34 459	6 627
妇产(科)医院	14 463	14 640	36 419
儿童医院	1 938	1 661	4 204
精神病医院	18 514	27 904	31 323
传染病医院	150	120	12
康复医院	12 539	11 623	26 712
其他专科医院	41 921	53 332	91 319

注: [a] 仅列举部分类别专科医院数据。

表 2-3-2　各类非公立医院院均信息化基础资源

类别	院均服务器 CPU 总核数 / 个	院均已使用存储 总容量 /T	院均电脑 终端数 / 台
非公立医院	18.31	21.80	36.90
综合医院	21.15	23.03	41.91
中医类医院	13.37	16.65	28.17
专科医院 [a]	16.56	22.77	34.34
其中:口腔医院	8.49	15.17	20.28
眼科医院	18.41	17.00	39.15
肿瘤医院	82.63	41.12	157.67
心血管病医院	87.21	492.26	93.34
妇产(科)医院	20.66	20.91	51.95
儿童医院	22.53	19.31	47.24
精神病医院	12.36	18.64	20.80
传染病医院	75.00	60.00	6.00
康复医院	19.84	18.39	42.13
其他专科医院	15.12	19.25	32.81

注:[a] 仅列举部分类别专科医院数据。

表 2-3-3　各类非公立医院院均 CPU 核数

单位:个

医院级别等次	合计	综合医院	中医类医院	专科医院
非公立医院	18.31	21.15	13.37	16.56
三级	225.95	429.62	150.90	110.19
三甲	375.80	459.82	179.20	360.00
其他三级	196.92	418.68	131.38	95.13
二级	24.05	41.02	23.32	15.39
一级	9.97	10.75	7.44	8.79
未定级	11.64	12.12	9.75	12.28

表 2-3-4　按 CPU 核数分组的各类非公立医院数量

单位:个

类别	合计	CPU 核数(个)			
		10 以下	[10,30)	[30,50)	50 及以上
非公立医院	24 802	18 264	3 417	1 170	1 951
综合医院	12 937	9 544	1 693	590	1 110
中医类医院	3 027	2 283	423	120	201
专科医院 a	7 987	5 802	1 163	409	613
其中:口腔医院	945	795	79	32	39
眼科医院	1 203	808	214	85	96
肿瘤医院	78	40	3	7	28
心血管病医院	70	40	12	4	14
妇产(科)医院	700	467	109	49	75
儿童医院	86	50	19	8	9
精神病医院	1 498	1 133	241	49	75
传染病医院	2	1	—	—	1
康复医院	632	396	117	53	66
其他专科医院	2 773	2 072	369	122	210

注:ª 仅列举部分类别专科医院数据。

表 2-3-5　各类非公立医院院均已使用存储容量

单位:T

医院级别等次	合计	综合医院	中医类医院	专科医院
非公立医院	21.80	23.03	16.65	22.77
三级	193.96	284.70	62.58	158.44
三甲	859.92	739.85	97.41	2 110.13
其他三级	64.92	119.79	38.56	40.78
二级	27.13	40.81	22.50	20.95
一级	14.91	15.14	13.86	14.50
未定级	15.84	17.33	15.24	15.19

表 2-3-6　按已使用存储容量分组的各类非公立医院数量

单位:个

类别	合计	已使用存储容量(T)			
		1 以下	[1,10)	[10,20)	20 及以上
非公立医院	24 774	7 767	11 943	1 530	3 534
综合医院	12 920	3 877	6 234	819	1 990
中医类医院	3 023	988	1 461	179	395
专科医院 a	7 980	2 616	3 821	477	1 066
其中:口腔医院	942	425	356	54	107
眼科医院	1 202	356	639	68	139
肿瘤医院	78	17	26	3	32
心血管病医院	70	22	27	7	14
妇产(科)医院	700	205	358	33	104
儿童医院	86	28	39	4	15
精神病医院	1 497	433	804	76	184
传染病医院	2	1	—	—	1
康复医院	632	163	319	57	93
其他专科医院	2 771	966	1 253	175	377

注:a 仅列举部分类别专科医院数据。

表 2-3-7　各类非公立医院院均电脑终端数量

单位:台

医院级别等次	合计	综合医院	中医类医院	专科医院
非公立医院	36.90	41.91	28.17	34.34
三级	387.38	715.08	356.51	187.06
三甲	825.22	1 087.36	377.20	581.29
其他三级	302.73	580.20	342.24	163.38
二级	63.68	117.69	58.85	36.68
一级	16.42	17.83	13.02	13.25
未定级	22.56	21.50	17.29	27.02

表 2-3-8　按电脑终端数量分组的非公立医院数量

单位:个

类别	合计	电脑终端数量(台)			
		10 以下	[10,20)	[20,40)	40 及以上
非公立医院	24 917	10 481	4 287	4 716	5 433
综合医院	12 998	5 484	2 445	2 394	2 675
中医类医院	3 043	1 402	537	553	551
专科医院 [a]	8 022	3 176	1 137	1 595	2 114
其中:口腔医院	950	503	115	189	143
眼科医院	1 208	386	147	269	406
肿瘤医院	78	14	2	8	54
心血管病医院	71	27	6	6	32
妇产(科)医院	701	228	73	117	283
儿童医院	89	29	8	17	35
精神病医院	1 506	547	346	411	202
传染病医院	2	1	1	—	—
康复医院	634	187	89	109	249
其他专科医院	2 783	1 254	350	469	710

注:[a] 仅列举部分类别专科医院数据。

三、人 员 配 置

（一）简要说明

本部分主要介绍全国及 31 个省（自治区、直辖市）各级各类医院、专业公共卫生机构、基层医疗卫生机构信息化工作人员配置情况，包括信息化工作人员岗位构成及信息化工作人员性别、年龄、学历、职称构成等内容。

（二）主要指标及计算

信息化工作人员岗位构成（%）:各机构某业务类型信息化工作人员总数 / 各机构信息化工作人员总数 ×100%。

（三）数据情况

1．公立医院

表 3-1-1　各类公立医院信息化工作人员岗位构成

单位：%

类别	综合管理	卫生统计	信息应用与运维管理	网络安全与运维管理	信息标准	其他
公立医院	8.19	17.47	29.18	31.45	4.82	8.89
综合医院	8.05	18.29	29.68	31.60	4.45	7.93
中医类医院	8.94	17.84	24.75	34.05	7.06	7.36
专科医院	7.94	12.44	32.96	26.59	3.48	16.59
其中：口腔医院	13.79	20.69	41.38	18.97	0.00	5.17
眼科医院	10.72	3.57	35.71	46.43	3.57	0.00
肿瘤医院	6.73	6.74	19.69	16.58	1.04	49.22
心血管病医院	6.65	5.56	76.11	5.56	5.56	0.56
妇产（科）医院	5.13	5.13	25.64	53.85	7.69	2.56
儿童医院	9.66	14.91	40.35	17.54	2.63	14.91
精神病医院	8.21	16.92	20.51	36.67	4.10	13.59
传染病医院	7.48	15.65	25.85	26.53	2.04	22.45
康复医院	7.69	7.69	28.21	30.77	0.00	25.64
护理院	0.00	0.00	28.57	57.14	14.29	0.00

表 3-1-2　各地区公立医院院均信息化工作人员构成

单位:%

地区	综合管理	卫生统计	信息应用与运维管理	网络安全与运维管理	信息标准	其他
总计	8.19	17.47	29.18	31.45	4.82	8.89
东部	9.16	13.93	32.11	29.09	4.88	10.83
中部	10.08	19.34	33.05	26.70	3.16	7.67
西部	5.30	21.48	21.81	38.60	5.97	6.84
北京	7.86	18.65	42.25	6.97	3.82	20.45
天津	1.91	7.66	38.76	36.36	8.61	6.70
河北	8.00	14.34	37.91	27.05	2.66	10.04
山西	7.09	13.39	35.43	36.22	2.36	5.51
内蒙古	6.14	14.11	24.54	31.29	21.47	2.45
辽宁	5.38	8.52	32.29	27.80	0.90	25.11
吉林	7.69	15.38	28.85	35.26	3.85	8.97
黑龙江	3.05	35.37	17.68	30.49	3.35	10.06
上海	4.19	23.34	24.39	31.01	5.57	11.50
江苏	18.09	10.86	28.62	25.00	4.93	12.50
浙江	2.86	2.64	66.81	22.64	0.00	5.05
安徽	7.14	8.73	34.13	36.51	3.97	9.52
福建	13.58	17.28	19.75	28.40	6.79	14.20
江西	17.19	9.09	41.28	21.38	0.25	10.81
山东	11.45	10.84	46.13	22.60	1.70	7.28
河南	11.63	12.79	35.62	29.00	4.57	6.39
湖北	11.73	24.46	37.69	17.19	4.30	4.63
湖南	6.35	23.81	26.67	32.70	2.22	8.25
广东	10.89	16.61	16.83	38.06	7.94	9.67
广西	9.26	22.78	19.31	35.52	5.41	7.72
海南	5.17	17.24	17.24	53.45	3.45	3.45
重庆	7.74	9.03	47.10	30.32	3.87	1.94
四川	1.36	18.98	11.59	52.06	5.72	10.29
贵州	3.63	60.89	22.98	10.08	0.00	2.42

续表

地区	综合管理	卫生统计	信息应用与运维管理	网络安全与运维管理	信息标准	其他
云南	9.81	14.71	29.90	37.25	2.94	5.39
西藏	18.17	22.73	27.27	22.73	4.55	4.55
陕西	7.02	20.82	27.01	35.67	4.33	5.15
甘肃	13.42	18.29	6.10	45.12	3.66	13.41
青海	2.50	13.75	25.00	31.25	20.00	7.50
宁夏	10.12	3.37	47.19	31.46	3.37	4.49
新疆	10.21	23.40	38.30	19.15	8.09	0.85

表 3-1-3　各级公立医院信息化工作人员岗位构成

单位:%

类别	综合管理	卫生统计	信息应用与运维管理	网络安全与运维管理	信息标准	其他
总计	8.19	17.47	29.18	31.45	4.82	8.89
三级	7.97	15.16	32.78	29.56	5.14	9.39
三甲	7.67	15.36	34.64	27.60	4.93	9.80
其他三级	8.82	14.58	27.35	35.29	5.76	8.20
二级	8.67	22.75	21.18	35.41	4.04	7.95
一级	5.78	26.45	14.88	41.32	6.61	4.96
未定级	13.00	17.00	23.00	39.00	3.00	5.00

表 3-1-4 公立医院信息化工作人员性别、年龄、学历、职称、编制构成

单位:%

	合计	综合管理	卫生统计	信息应用与运维管理	网络安全与运维管理	信息标准	其他
性别							
男性	69.71	71.36	36.81	74.56	84.32	74.33	62.68
女性	30.29	28.64	63.19	25.44	15.68	25.67	37.32
年龄							
25 岁以下	2.85	2.25	2.15	4.55	2.01	0.38	3.50
25~34 岁	38.41	27.74	33.40	45.89	39.07	31.37	35.05
35~44 岁	40.87	42.39	32.93	39.48	46.12	44.49	39.07
45~54 岁	14.64	23.15	24.23	8.57	11.28	18.25	17.84
55 岁及以上	3.23	4.47	7.29	1.51	1.52	5.51	4.54
工作年限							
5 年以下	17.62	12.53	12.37	24.75	15.35	11.41	20.63
5~9 年	23.74	16.22	20.87	25.60	27.10	21.86	19.38
10~19 年	35.97	36.24	29.47	35.93	39.92	38.97	32.99
20~29 年	13.39	23.49	16.05	9.48	12.24	16.35	14.12
30 年及以上	8.64	11.41	20.61	3.67	4.55	11.03	12.06
不详	0.64	0.11	0.63	0.57	0.84	0.38	0.82
学历							
研究生	10.24	15.99	7.35	13.75	6.46	11.98	11.54
大学本科	64.88	62.08	58.15	70.23	66.99	65.40	55.36
大专	20.56	18.46	25.59	14.29	23.05	19.01	25.26
其他	4.32	3.47	8.91	1.73	3.50	3.61	7.84
专业技术资格							
正高	0.47	1.45	0.58	0.37	0.15	0.95	0.61
副高	8.12	17.34	8.91	7.10	5.94	12.74	6.60
中级	28.40	34.12	33.30	27.61	26.63	30.42	21.24
初级	36.28	25.39	37.23	36.06	39.89	31.56	34.95
其他	26.73	21.70	19.98	28.86	27.39	24.33	36.60

续表

	合计	综合管理	卫生统计	信息应用与运维管理	网络安全与运维管理	信息标准	其他
编制							
编制内	45.30	59.41	54.80	39.47	41.80	47.91	43.71
合同制	46.01	35.68	34.92	53.11	48.83	42.97	45.67
临聘人员	5.35	2.68	4.56	5.56	6.93	4.18	3.71
返聘	0.20	0.11	0.63	0.16	0.03	0.38	0.10
其他	1.33	1.34	1.42	1.32	1.22	1.90	1.24
不详	1.81	0.78	3.67	0.38	1.19	2.66	5.57

表 3-1-5　不同类型公立医院信息化工作人员学科教育背景构成

单位:%

一级学科	综合医院	中医医院	专科医院	护理院
医药科学类	8.85	9.68	7.62	0.00
工程与技术科学类	42.55	37.33	40.89	42.85
人文与社会科学类	14.94	14.17	13.19	14.29
自然科学类	19.54	22.27	18.52	42.86
其他	14.12	16.55	19.78	0.00

表 3-1-6　不同类型公立医院信息化工作人员专业背景构成

单位:%

所学专业	综合医院	中医医院	专科医院	护理院
工学	41.18	36.28	40.23	42.85
理学	19.14	21.72	18.15	42.86
医学	8.66	9.54	7.33	0.00
管理学	7.40	5.37	5.33	14.29
经济学	5.75	6.31	5.85	0.00
其他	17.87	20.78	23.11	0.00

表 3-1-7　不同类型公立医院信息化工作人员流动情况构成

单位:%

流动情况	综合医院	中医医院	专科医院	护理院
流入				
高等、中等院校毕业生	47.83	37.78	35.99	71.43
其他卫生机构调入	4.55	6.12	4.35	0.00
非卫生机构调入	5.75	6.18	6.26	0.00
军转人员	0.68	0.77	1.45	0.00
其他	41.19	49.15	51.95	28.57
流出				
调往其他卫生机构	6.61	3.27	5.89	—
考取研究生	0.39	1.64	0.00	—
退休	38.91	26.23	29.41	—
辞职(辞退)	43.97	57.38	55.88	—
自然减员(不含退休)	0.78	0.00	0.00	—
其他	9.34	11.48	8.82	—

2. 专业公共卫生机构

表 3-2-1 各类专业公共卫生机构信息化工作人员岗位构成

单位:%

类别	综合管理	卫生统计	信息应用与运维管理	网络安全与运维管理	信息标准	其他
专业公共卫生机构	8.52	29.30	18.65	29.05	6.05	8.43
疾病预防控制中心	12.20	35.88	6.11	33.59	3.82	8.40
省属	0.00	37.93	17.24	41.38	3.45	0.00
地级市（地区）属	14.87	39.19	2.70	33.78	2.70	6.76
县级市（区）属及以下	17.86	25.00	3.57	25.00	7.14	21.43
专科疾病防治院	3.45	20.69	6.90	41.38	10.34	17.24
妇幼保健院	6.97	29.08	19.85	29.51	6.44	8.15
省属	8.48	10.17	32.20	30.51	16.95	1.69
地级市（地区）属	7.38	19.08	29.85	28.62	4.92	10.15
县级市（区）属及以下	6.58	37.04	12.59	29.93	6.20	7.66
急救中心	36.37	18.18	36.36	9.09	0.00	0.00
血站	15.61	15.63	40.63	21.88	0.00	6.25
卫生监督所	23.08	33.33	17.95	5.13	7.69	12.82
省属	0.00	100.00	0.00	0.00	0.00	0.00
地级市（地区）属	15.00	30.00	30.00	10.00	15.00	0.00
县级市（区）属及以下	33.33	33.33	5.56	0.00	0.00	27.78

表 3-2-2 各地区专业公共卫生机构院均信息化工作人员构成

单位:%

地区	综合管理	卫生统计	信息应用与运维管理	网络安全与运维管理	信息标准	其他
总计	8.52	29.30	18.65	29.05	6.05	8.43
东部	11.58	21.56	19.16	33.53	6.59	7.58
中部	12.35	30.28	22.71	22.71	5.58	6.37
西部	2.61	37.91	15.64	27.49	5.69	10.66
北京	0.00	90.00	5.00	0.00	0.00	5.00
天津	100.00	0.00	0.00	0.00	0.00	0.00
河北	4.54	45.45	13.64	22.73	4.55	9.09
山西	11.53	30.77	11.54	30.77	11.54	3.85
内蒙古	0.00	58.83	11.76	17.65	11.76	0.00
辽宁	12.50	25.00	0.00	12.50	0.00	50.00
吉林	22.23	33.33	22.22	0.00	0.00	22.22
黑龙江	8.00	52.00	8.00	20.00	12.00	0.00
上海	12.00	0.00	4.00	80.00	0.00	4.00
江苏	19.44	16.67	13.89	36.11	2.78	11.11
浙江	14.59	2.08	31.25	25.00	0.00	27.08
安徽	18.17	22.73	22.73	13.64	18.18	4.55
福建	0.00	34.79	30.43	21.74	13.04	0.00
江西	10.90	23.64	36.36	23.64	1.82	3.64
山东	5.00	20.00	35.00	22.50	10.00	7.50
河南	10.81	29.73	27.03	18.92	2.70	10.81
湖北	19.57	28.26	10.87	30.43	0.00	10.87
湖南	3.22	32.26	32.26	22.58	6.45	3.23
广东	12.87	19.12	18.38	37.50	8.82	3.31
广西	4.92	52.46	14.75	16.39	4.92	6.56
海南	0.00	60.00	0.00	20.00	0.00	20.00
重庆	0.00	0.00	40.00	60.00	0.00	0.00
四川	1.02	29.44	9.64	35.53	6.60	17.77
贵州	5.71	51.43	20.00	22.86	0.00	0.00

地区	综合管理	卫生统计	信息应用与运维管理	网络安全与运维管理	信息标准	其他
云南	0.00	45.25	28.57	11.90	9.52	4.76
西藏	0.00	50.00	0.00	50.00	0.00	0.00
陕西	4.00	44.00	24.00	16.00	0.00	12.00
甘肃	18.19	36.36	18.18	18.18	9.09	0.00
青海	0.00	66.67	0.00	22.22	11.11	0.00
宁夏	—	—	—	—	—	—
新疆	16.66	0.00	50.00	16.67	0.00	16.67

表 3-2-3　专业公共卫生机构信息化工作人员性别、年龄、学历、职称、编制构成

单位:%

分类	合计	综合管理	卫生统计	信息应用与运维管理	网络安全与运维管理	信息标准	其他
性别							
男性	63.71	69.00	28.20	79.91	87.39	71.83	58.59
女性	36.29	31.00	71.80	20.09	12.61	28.17	41.41
年龄							
25 岁以下	4.08	2.00	2.91	6.85	4.69	0.00	5.06
25~34 岁	37.82	27.00	30.52	46.58	42.82	30.98	42.42
35~44 岁	40.12	41.00	39.83	37.44	41.64	49.30	34.34
45~54 岁	14.91	26.00	22.67	7.76	8.21	18.31	13.13
55 岁及以上	3.07	4.00	4.07	1.37	2.64	1.41	5.05
工作年限							
5 年以下	17.13	11.00	11.34	25.11	19.94	9.86	21.22
5~9 年	22.06	16.00	19.19	23.74	25.51	23.94	21.21
10~19 年	35.43	31.00	32.56	37.90	36.95	39.44	36.36
20~29 年	16.78	32.00	22.67	7.31	12.61	19.72	14.14
30 年及以上	7.75	9.00	13.66	4.11	4.40	5.63	7.07
不详	0.85	1.00	0.58	1.83	0.59	1.41	0.00
学历							
研究生	6.57	9.00	6.10	8.22	3.81	7.04	11.11
大学本科	63.54	65.00	53.20	70.32	71.85	63.38	54.55
大专	25.21	19.00	34.30	21.00	20.23	21.13	29.29
其他	4.68	7.00	6.40	0.46	4.11	8.45	5.05
专业技术资格							
正高	0.60	1.00	1.17	0.47	0.30	0.00	0.00
副高	7.07	9.00	7.85	9.13	4.40	7.04	7.08
中级	24.45	30.00	26.45	19.63	24.63	26.76	20.20
初级	34.58	31.00	37.79	31.96	36.07	26.76	33.33
其他	33.30	29.00	26.74	38.81	34.60	39.44	39.39

分类	合计	综合管理	卫生统计	信息应用与运维管理	网络安全与运维管理	信息标准	其他
编制							
编制内	50.59	66.00	62.50	36.07	42.81	39.43	60.61
合同制	37.65	24.00	27.33	52.05	42.82	49.30	29.29
临聘人员	7.75	5.00	4.94	8.22	11.73	8.45	5.05
返聘	0.17	0.00	0.29	0.46	0.00	0.00	0.00
其他	1.28	3.00	1.45	1.37	0.59	0.00	2.02
不详	2.56	2.00	3.49	1.83	2.05	2.82	3.03

表3-2-4　不同类型专业公共卫生机构信息化工作人员学科教育背景构成

单位:%

一级学科	疾病预防控制中心	专科疾病防治院	妇幼保健院	急救中心	血站	卫生监督所
医药科学类	33.59	17.25	16.63	9.10	9.36	17.95
工程与技术科学类	33.59	37.93	37.55	45.45	40.63	25.64
人文与社会科学类	14.50	13.79	15.34	9.09	6.25	38.46
自然科学类	8.40	17.24	16.85	27.27	34.38	7.69
其他	9.92	13.79	13.63	9.09	9.38	10.26

表3-2-5　不同类型专业公共卫生机构信息化工作人员专业背景构成

单位:%

所学专业	疾病预防控制中心	专科疾病防治院	妇幼保健院	急救中心	血站	卫生监督所
工学	32.06	37.94	35.72	36.37	37.48	23.08
理学	8.40	17.24	16.31	27.27	34.38	7.69
医学	33.59	17.24	16.42	9.09	9.38	17.95
管理学	5.34	0.00	7.19	0.00	0.00	5.13
经济学	3.82	13.79	5.58	9.09	3.13	12.82
其他	16.79	13.79	18.78	18.18	15.63	33.33

表 3-2-6　不同类型专业公共卫生机构信息化工作人员流动情况构成

单位:%

流动情况	疾病预防控制中心	专科疾病防治院	妇幼保健院	急救中心	血站	卫生监督所
流入						
高等、中等院校毕业生	42.74	42.31	30.21	20.00	41.37	24.32
其他卫生机构调入	16.94	11.54	12.23	10.00	3.45	29.73
非卫生机构调入	1.61	7.69	6.92	20.00	6.90	10.81
军转人员	2.42	0.00	0.81	0.00	3.45	8.11
其他	36.29	38.46	49.83	50.00	44.83	27.03
流出						
调往其他卫生机构	—	—	1.81	0.00	0.00	0.00
退休	—	—	21.82	0.00	0.00	0.00
辞职(辞退)	—	—	63.64	100.00	0.00	0.00
自然减员(不含退休)	—	—	1.82	0.00	0.00	0.00
其他	—	—	10.91	0.00	100.00	100.00

3. 基层医疗卫生机构

表 3-3-1　基层医疗卫生机构信息化工作人员岗位构成

单位:%

类别	综合管理	卫生统计	信息应用与运维管理	网络安全与运维管理	信息标准	其他
基层医疗卫生机构	8.27	30.48	11.43	34.67	4.29	10.86
社区卫生服务中心	9.02	26.19	12.64	38.60	4.29	9.26
卫生院	7.74	33.61	10.54	31.80	4.28	12.03

表 3-3-2　各地区基层医疗卫生机构院均信息化工作人员构成

单位:%

地区	综合管理	卫生统计	信息应用与运维管理	网络安全与运维管理	信息标准	其他
总计	8.27	30.48	11.43	34.67	4.29	10.86
东部	8.16	24.83	13.10	37.93	5.44	10.54
中部	13.06	34.67	13.57	23.12	2.01	13.57
西部	4.95	39.92	6.08	36.12	3.42	9.51
北京	13.05	39.13	13.04	23.91	0.00	10.87
天津	20.00	0.00	20.00	60.00	0.00	0.00
河北	8.57	57.14	2.86	2.86	5.71	22.86
山西	0.00	37.50	12.50	37.50	0.00	12.50
内蒙古	0.00	66.67	0.00	33.33	0.00	0.00
辽宁	25.00	62.50	0.00	0.00	0.00	12.50
吉林	15.39	53.85	7.69	15.38	0.00	7.69
黑龙江	8.33	62.50	4.17	0.00	0.00	25.00
上海	5.87	24.71	14.12	48.24	5.88	1.18
江苏	7.62	14.29	8.57	43.81	8.57	17.14
浙江	9.23	6.15	33.85	35.38	4.62	10.77
安徽	18.19	30.30	12.12	24.24	6.06	9.09
福建	10.00	40.00	10.00	35.00	0.00	5.00
江西	46.16	30.77	7.69	7.69	0.00	7.69
山东	3.22	25.81	35.48	29.03	3.23	3.23
河南	5.88	39.22	15.69	29.41	0.00	9.80
湖北	11.37	15.91	18.18	34.09	2.27	18.18
湖南	15.39	23.08	23.08	15.38	7.69	15.38
广东	7.27	23.64	6.06	45.45	6.67	10.91
广西	27.28	9.09	9.09	36.36	0.00	18.18
海南	0.00	0.00	33.34	0.00	33.33	33.33
重庆	11.11	37.04	11.11	33.33	0.00	7.41
四川	2.27	40.11	3.95	39.55	3.95	10.17
贵州	0.00	75.00	12.50	6.25	0.00	6.25

续表

地区	综合管理	卫生统计	信息应用与运维管理	网络安全与运维管理	信息标准	其他
云南	12.50	0.00	12.50	62.50	0.00	12.50
西藏	—	—	—	—	—	—
陕西	0.00	41.67	16.67	33.33	8.33	0.00
甘肃	16.66	33.33	0.00	16.67	16.67	16.67
青海	—	—	—	—	—	—
宁夏	—	—	—	—	—	—
新疆	33.33	66.67	0.00	0.00	0.00	0.00

表 3-3-3　基层医疗卫生机构信息化工作人员性别、年龄、学历、职称、编制构成

单位:%

分类	合计	综合管理	卫生统计	信息应用与运维管理	网络安全与运维管理	信息标准	其他
性别							
男性	70.29	77.01	52.50	82.50	84.07	86.67	51.75
女性	29.71	22.99	47.50	17.50	15.93	13.33	48.25
年龄							
25 岁以下	3.62	6.90	1.24	10.83	1.66	2.23	7.03
25~34 岁	39.90	37.93	38.75	44.17	40.93	24.44	42.98
35~44 岁	41.62	41.38	37.19	38.33	47.25	57.78	33.33
45~54 岁	13.24	10.34	20.63	5.00	9.89	11.11	14.91
55 岁及以上	1.62	3.45	2.19	1.67	0.27	4.44	1.75
工作年限							
5 年以下	18.48	27.59	13.44	27.51	18.96	4.44	20.18
5~9 年	23.90	16.09	24.06	23.33	26.92	20.00	21.93
10~19 年	38.29	37.93	35.00	38.33	39.29	57.78	36.84
20~29 年	13.33	13.79	17.81	5.00	11.54	11.11	15.79
30 年及以上	4.95	3.45	9.06	3.33	1.92	6.67	5.26
不详	1.05	1.15	0.63	2.50	1.37	0.00	0.00
学历							
研究生	0.47	0.00	0.30	0.84	0.55	2.22	0.00
大学本科	47.81	52.88	36.88	58.33	53.85	57.78	40.35
大专	38.10	33.33	42.19	30.83	37.36	28.89	43.86
其他	13.62	13.79	20.63	10.00	8.24	11.11	15.79
专业技术资格							
副高	2.76	2.30	4.06	1.67	1.93	4.44	2.63
中级	14.29	12.64	13.44	11.67	15.11	26.67	13.16
初级	41.43	42.53	50.31	40.83	35.71	31.11	38.60
其他	41.52	42.53	32.19	45.83	47.25	37.78	45.61

分类	合计	综合管理	卫生统计	信息应用与运维管理	网络安全与运维管理	信息标准	其他
编制							
编制内	50.57	50.57	59.05	48.33	43.97	55.56	48.24
合同制	30.48	27.59	23.13	37.50	35.16	28.89	31.58
临聘人员	14.00	19.54	11.56	11.67	16.48	8.89	13.16
返聘	0.19	0.00	0.63	0.00	0.00	0.00	0.00
其他	2.00	1.15	1.88	1.67	1.92	4.44	2.63
不详	2.76	1.15	3.75	0.83	2.47	2.22	4.39

表 3-3-4 不同类型基层医疗卫生机构信息化工作人员学科教育背景构成

单位:%

一级学科	社区卫生服务中心	卫生院
医药科学类	14.00	21.41
工程与技术科学类	34.99	23.72
人文与社会科学类	18.28	17.30
自然科学类	16.70	22.08
其他	16.03	15.49

表 3-3-5 不同类型基层医疗卫生机构信息化工作人员专业背景构成

单位:%

所学专业	社区卫生服务中心	卫生院
工学	32.96	21.74
理学	16.48	21.42
医学	13.77	21.09
管理学	7.22	7.41
经济学	8.35	7.91
其他	21.22	20.43

表 3-3-6　不同类型基层医疗卫生机构信息化工作人员流动情况构成

单位:%

流动情况	社区卫生服务中心	卫生院
流入		
高等、中等院校毕业生	16.23	28.67
其他卫生机构调入	15.99	9.73
非卫生机构调入	10.74	4.96
军转人员	0.72	1.42
其他	56.32	55.22
流出		
调往其他卫生机构	21.74	35.89
退休	8.70	10.26
辞职(辞退)	52.17	41.03
其他	17.39	12.82

4. 非公立医院

表 3-4-1　非公立医院信息化工作人员性别、年龄、学历、职称、编制构成

单位:%

分类	合计	综合管理	卫生统计	信息应用与运维管理	网络安全与运维管理	信息标准	其他
性别							
男性	77.98	75.00	53.24	80.92	92.65	82.19	55.86
女性	22.02	25.00	46.76	19.08	7.35	17.81	44.14
年龄							
25 岁以下	5.85	7.43	5.55	7.89	3.13	4.10	8.10
25~34 岁	45.01	41.22	32.87	50.44	46.10	45.21	46.85
35~44 岁	39.37	41.89	47.69	33.77	42.09	36.99	33.33
45~54 岁	7.71	8.11	9.72	7.02	7.57	9.59	5.41
55 岁及以上	2.06	1.35	4.17	0.88	1.11	4.11	6.31
工作年限							
5 年以下	26.91	19.60	19.91	37.50	22.94	19.17	27.93
5~9 年	24.98	26.35	22.22	23.03	26.06	32.88	27.03
10~19 年	35.24	38.51	40.74	30.70	37.19	31.51	33.33
20~29 年	8.74	12.16	11.11	6.36	9.58	6.85	7.21
30 年及以上	2.75	2.03	4.63	1.97	2.45	2.74	4.50
不详	1.38	1.35	1.39	0.44	1.78	6.85	0.00
学历							
研究生	1.86	2.02	1.39	2.42	1.78	0.00	1.79
大学本科	43.63	35.14	32.41	58.11	39.87	35.62	37.84
大专	40.54	48.65	45.37	32.89	42.54	53.42	35.14
其他	13.97	14.19	20.83	6.58	15.81	10.96	25.23
专业技术资格							
正高	0.20	0.00	0.00	0.44	0.22	0.00	0.00
副高	2.00	4.06	3.24	1.75	1.34	1.37	0.90
中级	8.88	4.05	12.50	11.62	6.68	5.48	8.11
初级	19.75	24.32	30.09	13.16	19.15	23.29	20.72
其他	69.17	67.57	54.17	73.03	72.61	69.86	70.27

续表

分类	合计	综合管理	卫生统计	信息应用与运维管理	网络安全与运维管理	信息标准	其他
编制							
编制内	2.00	2.03	2.78	1.10	2.24	2.74	2.71
合同制	82.31	82.43	73.15	87.28	84.63	79.45	72.07
临聘人员	2.82	6.08	4.63	1.75	2.00	1.37	3.60
返聘	0.55	0.00	2.78	0.44	0.00	0.00	0.00
其他	8.40	9.46	9.72	8.55	6.68	4.11	13.51
不详	3.92	0.00	6.94	0.88	4.45	12.33	8.11

表 3-4-2　不同类型非公立医院信息化工作人员的流动情况构成

单位:%

流动情况	综合医院	中医医院	专科医院
流入			
高等、中等院校毕业生	17.46	9.16	8.13
其他卫生机构调入	10.50	14.50	9.58
非卫生机构调入	14.60	11.45	13.33
军转人员	0.14	0.00	0.00
其他	57.30	64.89	68.96
流出			
调往其他卫生机构	7.31	33.34	2.78
辞职(辞退)	60.98	33.33	36.11
自然减员(不含退休)	0.00	0.00	2.78
其他	31.71	33.33	58.33

四、经 费 投 入

（一）简要说明

本部分主要介绍全国及 31 个省（自治区、直辖市）各级各类公立医院、专业公共卫生机构、基层医疗卫生机构信息化经费投入水平，包括信息化各类费用构成（含财政基本拨款经费、财政项目拨款经费、自筹经费、借贷经费、捐赠经费、其他经费）等内容。

（二）主要指标及计算

本年度信息化总费用：财政基本拨款经费＋财政项目拨款经费＋自筹经费＋借贷经费＋捐赠经费＋其他经费。

（三）数据情况

1. 公立医院

表 4-1-1　各地区公立医院院均信息化总费用构成

单位:%

地区	信息化各类费用构成					
	财政基本拨款经费	财政项目拨款经费	自筹经费	借贷经费	捐赠经费	其他经费
总计	2.41	15.47	77.63	1.21	0.32	2.95
东部	2.22	15.26	78.72	0.59	0.25	2.96
中部	2.57	13.93	77.37	2.25	0.30	3.58
西部	2.61	17.20	75.97	1.38	0.45	2.39
北京	3.01	24.14	70.52	0.07	1.07	1.18
天津	0.09	10.70	88.62	0.00	0.00	0.60
河北	0.88	11.40	82.91	0.74	0.48	3.59
山西	6.21	30.32	61.96	0.00	0.06	1.44
内蒙古	3.86	23.81	66.86	2.39	0.03	3.04
辽宁	1.59	6.49	91.27	0.00	0.10	0.55
吉林	2.45	15.86	72.52	2.39	0.00	6.77
黑龙江	5.12	16.01	68.29	8.43	0.00	2.15
上海	1.58	24.57	69.89	0.28	0.03	3.66
江苏	1.27	12.40	83.23	0.50	0.12	2.49
浙江	1.07	8.18	89.93	0.00	0.04	0.77
安徽	3.10	12.74	75.96	2.99	0.43	4.78
福建	1.83	26.16	70.35	0.28	0.12	1.26
江西	1.43	18.96	77.48	1.09	0.45	0.58
山东	1.18	5.32	83.47	2.63	0.04	7.36
河南	1.01	14.73	79.02	2.68	0.27	2.29
湖北	2.25	7.17	80.66	1.98	0.67	7.27
湖南	1.81	1.57	92.87	0.00	0.00	3.76
广东	4.97	20.80	70.61	0.27	0.40	2.96
广西	1.64	6.35	85.89	2.39	0.40	3.33
海南	4.69	30.77	56.74	0.00	0.00	7.80
重庆	1.12	10.71	87.33	0.00	0.54	0.30

续表

地区	信息化各类费用构成					
	财政基本拨款经费	财政项目拨款经费	自筹经费	借贷经费	捐赠经费	其他经费
四川	1.80	18.81	75.85	1.95	0.14	1.45
贵州	2.01	12.73	81.11	0.10	0.29	3.76
云南	1.54	10.62	87.06	0.00	0.00	0.78
西藏	12.88	58.87	11.12	0.00	2.86	14.26
陕西	2.95	15.51	73.29	2.83	1.19	4.22
甘肃	2.77	20.13	73.90	1.53	0.00	1.66
青海	11.50	43.20	43.28	0.00	1.68	0.33
宁夏	2.46	36.49	59.30	0.00	1.57	0.18
新疆	3.55	17.61	75.61	0.19	0.94	2.10

表 4-1-2　各类公立医院院均信息化总费用构成

单位:%

类别	信息化各类费用					
	财政基本拨款经费	财政项目拨款经费	自筹经费	借贷经费	捐赠经费	其他经费
综合医院	2.41	13.17	79.63	1.27	0.40	3.12
中医类医院	2.98	21.03	72.51	1.14	0.14	2.20
专科医院	1.66	21.23	73.16	0.99	0.11	2.85
口腔医院	1.06	19.65	77.97	0.42	0.08	0.83
眼科医院	0.00	23.10	72.76	0.00	0.00	4.14
肿瘤医院	1.12	12.48	83.87	0.00	0.00	2.52
心血管病医院	0.08	34.05	65.88	0.00	0.00	0.00
妇产(科)医院	0.30	31.94	65.96	1.43	0.00	0.37
儿童医院	0.35	8.66	90.41	0.00	0.00	0.58
精神病医院	2.23	24.01	69.64	1.98	0.08	2.06
传染病医院	2.77	31.67	56.61	3.39	0.04	5.52
康复医院	4.36	28.13	65.25	0.00	0.00	2.26
护理院	1.34	7.25	49.24	0.04	0.00	42.13

表 4-1-3　各级公立医院院均信息化总费用构成

单位:%

级别	信息化各类费用					
	财政基本拨款经费	财政项目拨款经费	自筹经费	借贷经费	捐赠经费	其他经费
总计	2.41	15.47	77.63	1.21	0.32	2.95
三级	1.43	14.19	79.80	1.32	0.25	2.99
三甲	0.89	13.57	80.86	1.42	0.24	3.02
其他三级	2.95	15.93	76.82	1.06	0.30	2.94
二级	4.60	19.09	72.19	0.91	0.54	2.67
一级	16.36	16.19	62.99	0.83	0.06	3.58
未定级	11.80	23.85	56.76	0.85	0.00	6.74

2. 专业公共卫生机构

表 4-2-1　各地区专业公共卫生机构院均信息化总费用构成

单位:%

地区	信息化各类费用					
	财政基本拨款经费	财政项目拨款经费	自筹经费	借贷经费	捐赠经费	其他经费
总计	7.59	22.91	65.41	0.70	0.78	2.61
东部	4.90	24.38	68.40	0.00	1.01	1.31
中部	11.23	21.15	62.14	0.75	0.11	4.62
西部	8.53	22.21	63.69	1.73	1.02	2.83
北京	5.10	54.11	40.73	0.00	0.00	0.06
天津	3.56	48.60	47.77	0.00	0.00	0.06
河北	6.91	7.07	85.06	0.00	0.00	0.96
山西	25.88	32.10	41.77	0.00	0.00	0.24
内蒙古	7.97	57.95	30.21	0.00	0.00	3.87
辽宁	13.47	19.96	66.57	0.00	0.00	0.00
吉林	9.01	54.75	35.71	0.00	0.00	0.53
黑龙江	11.83	35.13	53.00	0.00	0.00	0.04
上海	4.84	61.27	33.86	0.00	0.00	0.03
江苏	8.39	23.39	67.06	0.00	0.00	1.17
浙江	5.20	19.84	71.96	0.00	0.00	3.01
安徽	20.87	47.50	19.48	0.00	0.00	12.14
福建	4.66	34.95	59.44	0.00	0.00	0.95
江西	6.69	11.24	78.80	0.00	0.00	3.27
山东	3.01	20.09	69.01	0.00	6.12	1.76
河南	7.30	19.59	67.99	3.68	0.01	1.42
湖北	8.27	11.21	74.49	0.03	0.06	5.93
湖南	6.20	9.09	74.68	0.00	0.55	9.49
广东	3.51	24.78	70.62	0.00	0.19	0.91
广西	3.07	17.79	76.78	1.13	0.00	1.23
海南	1.70	14.51	83.79	0.00	0.00	0.00
重庆	3.86	18.83	74.75	0.00	0.00	2.55

续表

地区	信息化各类费用					
	财政基本拨款经费	财政项目拨款经费	自筹经费	借贷经费	捐赠经费	其他经费
四川	9.79	24.21	57.54	2.42	1.33	4.71
贵州	10.88	15.05	62.97	7.16	0.00	3.93
云南	8.12	15.92	72.38	1.53	0.00	2.05
西藏	36.39	26.58	37.03	0.00	0.00	0.00
陕西	11.92	24.59	52.95	0.00	9.21	1.33
甘肃	22.12	29.10	48.28	0.45	0.00	0.05
青海	68.44	5.87	25.43	0.00	0.00	0.27
宁夏	1.55	22.02	72.34	0.00	0.00	4.08
新疆	9.46	23.67	61.61	0.23	0.80	4.22

表 4-2-2　各类专业公共卫生机构院均信息化总费用构成

单位:%

类别	信息化各类费用					
	财政基本拨款经费	财政项目拨款经费	自筹经费	借贷经费	捐赠经费	其他经费
专科疾病防治院	7.35	20.81	64.96	0.00	6.10	0.77
妇幼保健院	4.46	17.52	73.79	0.86	0.73	2.63
省属	2.43	36.31	58.42	0	0	2.83
地级市(地区)属及以下	7.60	26.47	48.42	0.49	0.06	16.95
急救中心	17.20	61.59	16.06	0.00	0.00	5.15
血站	19.20	28.42	51.08	0.00	0.00	1.30
卫生监督所	34.41	57.71	6.30	0.02	0.03	1.53
省属	6.39	92.62	0.99	0.00	0.00	0.00
地级市(地区)属及以下	45.83	43.47	8.46	0.03	0.05	2.16

3. 基层医疗卫生机构

表 4-3-1 各地区基层医疗卫生机构院均信息化总费用构成

单位:%

地区	信息化各类费用					
	财政基本拨款经费	财政项目拨款经费	自筹经费	借贷经费	捐赠经费	其他经费
总计	17.95	13.20	66.84	0.28	0.19	1.55
东部	16.13	16.28	65.36	0.14	0.10	1.99
中部	14.67	8.50	74.40	0.64	0.12	1.67
西部	22.52	13.76	62.25	0.14	0.32	1.00
北京	8.23	12.29	76.18	0.00	0.16	3.15
天津	3.43	1.98	92.85	0.00	0.00	1.74
河北	30.16	8.57	60.21	0.17	0.06	0.83
山西	40.67	22.01	34.05	0.09	0.08	3.09
内蒙古	42.85	12.45	41.20	0.06	0.77	2.67
辽宁	36.35	11.72	50.40	0.01	0.01	1.50
吉林	25.22	21.15	52.25	0.29	0.13	0.97
黑龙江	27.42	30.13	41.23	0.00	0.00	1.21
上海	8.13	30.82	57.33	0.00	0.00	3.72
江苏	18.01	7.37	73.30	0.00	0.25	1.08
浙江	12.54	20.45	64.34	0.00	0.23	2.43
安徽	13.20	7.49	76.01	0.53	0.09	2.68
福建	23.48	29.90	44.88	0.00	0.06	1.68
江西	12.02	6.11	80.62	0.11	0.00	1.14
山东	4.90	5.28	88.61	0.00	0.00	1.21
河南	5.67	2.30	90.34	0.75	0.05	0.89
湖北	10.70	6.83	77.52	2.11	0.22	2.61
湖南	16.39	7.57	74.44	0.30	0.32	0.98
广东	20.29	29.67	45.95	0.90	0.04	3.15
广西	9.10	9.08	79.94	0.02	0.07	1.78
海南	48.97	4.82	45.16	0.00	0.00	1.04
重庆	5.94	9.16	83.39	0.07	0.57	0.87

地区	信息化各类费用					
	财政基本拨款经费	财政项目拨款经费	自筹经费	借贷经费	捐赠经费	其他经费
四川	12.54	19.35	67.25	0.03	0.18	0.65
贵州	9.50	4.87	84.24	0.13	0.21	1.05
云南	7.66	14.53	76.48	0.65	0.01	0.68
西藏	66.12	27.28	2.19	0.07	4.17	0.17
陕西	26.73	13.51	58.57	0.30	0.13	0.75
甘肃	47.35	20.73	30.33	0.02	0.61	0.97
青海	27.26	18.72	49.93	0.00	0.00	4.09
宁夏	37.97	14.85	46.66	0.00	0.00	0.52
新疆	56.05	13.64	29.76	0.01	0.17	0.37

表 4-3-2　各类基层医疗卫生机构信息化总费用构成

单位:%

类别	信息化各类费用构成					
	财政基本拨款经费	财政项目拨款经费	自筹经费	借贷经费	捐赠经费	其他经费
社区卫生服务中心	18.10	19.97	59.74	0.08	0.13	1.98
东部	16.20	23.00	58.35	0.03	0.13	2.29
中部	22.01	11.04	65.15	0.29	0.00	1.51
西部	20.16	19.31	58.77	0.01	0.23	1.52
北京	8.23	12.29	76.18	0.00	0.16	3.15
天津	4.83	3.52	89.32	0.00	0.00	2.34
河北	24.22	14.46	59.78	0.89	0.28	0.37
山西	45.44	4.27	49.00	0.00	0.00	1.28
内蒙古	30.87	26.42	30.89	0.00	0.00	11.83
辽宁	38.65	4.07	55.05	0.00	0.00	2.23
吉林	13.65	28.72	57.16	0.00	0.00	0.47
黑龙江	32.75	22.98	42.66	0.00	0.00	1.62
上海	8.13	30.82	57.33	0.00	0.00	3.72
江苏	25.57	11.50	61.23	0.00	0.58	1.12
浙江	13.00	18.10	65.68	0.00	0.00	3.21
安徽	16.94	13.19	66.84	0.00	0.00	3.03
福建	15.39	37.32	44.16	0.00	0.23	2.90
江西	49.40	1.25	49.36	0.00	0.00	0.00
山东	9.16	11.43	78.87	0.00	0.00	0.54
河南	12.68	3.48	82.41	0.18	0.00	1.25
湖北	12.74	8.28	75.06	1.56	0.00	2.35
湖南	19.21	15.15	64.83	0.00	0.00	0.81
广东	25.65	46.15	26.83	0.00	0.00	1.37
广西	5.94	7.10	83.53	0.00	0.00	3.43
海南	21.22	1.33	76.12	0.00	0.00	1.33
重庆	6.00	7.65	84.17	0.00	1.97	0.20

续表

类别	信息化各类费用构成					
	财政基本拨款经费	财政项目拨款经费	自筹经费	借贷经费	捐赠经费	其他经费
四川	8.12	31.70	59.18	0.00	0.00	0.99
贵州	15.05	8.80	75.10	0.05	0.00	1.00
云南	15.07	20.94	63.99	0.00	0.00	0.00
西藏	100.00	0.00	0.00	0.00	0.00	0.00
陕西	26.77	23.19	48.19	0.00	0.06	1.78
甘肃	31.61	12.76	54.80	0.01	0.01	0.81
青海	34.97	22.22	42.81	0.00	0.00	0.00
宁夏	59.99	12.73	27.04	0.00	0.00	0.24
新疆	68.35	9.97	21.34	0.02	0.00	0.32
卫生院	17.88	10.45	69.71	0.37	0.21	1.38
东部	16.07	10.13	71.77	0.23	0.08	1.71
中部	12.88	7.87	76.66	0.73	0.15	1.70
西部	22.98	12.68	62.93	0.17	0.34	0.90
北京	—	—	—	—	—	—
天津	1.65	0.00	97.38	0.00	0.00	0.97
河北	31.56	7.18	60.31	0.00	0.01	0.94
山西	39.69	25.67	30.96	0.11	0.10	3.47
内蒙古	45.07	9.87	43.10	0.07	0.91	0.98
辽宁	35.05	16.07	47.77	0.02	0.02	1.08
吉林	34.83	14.86	48.17	0.52	0.23	1.39
黑龙江	23.91	34.85	40.30	0.00	0.00	0.94
上海	—	—	—	—	—	—
江苏	13.43	4.88	80.60	0.00	0.04	1.05
浙江	12.02	23.08	62.85	0.00	0.50	1.56
安徽	12.17	5.93	78.52	0.68	0.11	2.58
福建	25.17	28.35	45.03	0.00	0.02	1.43

类别	信息化各类费用构成					
	财政基本拨款经费	财政项目拨款经费	自筹经费	借贷经费	捐赠经费	其他经费
江西	6.95	6.77	84.86	0.12	0.00	1.30
山东	3.12	2.71	92.68	0.00	0.00	1.49
河南	4.32	2.07	91.86	0.86	0.06	0.82
湖北	10.15	6.44	78.19	2.26	0.28	2.69
湖南	15.69	5.67	76.84	0.38	0.40	1.02
广东	14.40	11.59	66.94	1.89	0.08	5.11
广西	9.50	9.33	79.50	0.02	0.08	1.57
海南	64.59	6.79	27.74	0.00	0.00	0.88
重庆	5.92	9.74	83.10	0.09	0.03	1.12
四川	14.05	15.12	70.01	0.04	0.25	0.53
贵州	8.64	4.26	85.66	0.15	0.24	1.05
云南	6.70	13.71	78.09	0.73	0.01	0.76
西藏	63.14	29.69	2.38	0.07	4.54	0.18
陕西	26.72	12.01	60.18	0.35	0.14	0.59
甘肃	49.14	21.63	27.55	0.02	0.68	0.98
青海	26.89	18.55	50.27	0.00	0.00	4.29
宁夏	32.71	15.36	51.35	0.00	0.00	0.59
新疆	53.56	14.39	31.47	0.01	0.21	0.38

五、系统建设

（一）简要说明

本部分主要介绍全国及 31 个省（自治区、直辖市）各级各类医院、基层医疗卫生机构、各级区域应用信息系统建设情况，包括临床服务类系统、护理服务类系统、医技管理类系统、医疗与药品管理类系统、运营管理类系统覆盖率等内容。

（二）主要指标及计算

应用信息系统覆盖率（%）：建设某应用信息系统的机构数量 / 总机构数量 ×100%。

（三）数据情况

1．公立医院

表 5-1-1　各地区公立医院临床服务类应用信息系统覆盖率

单位:%

地区	门诊医生工作站	住院医生工作站	电子化病历管理系统	合理用药管理系统	手术麻醉管理系统	临床路径管理系统	重症监护系统	移动医生站
总计	76.23	74.85	73.77	46.70	38.70	39.01	18.14	11.86
东部	76.48	73.60	72.66	46.76	40.41	37.58	21.37	16.95
中部	73.92	73.57	72.90	42.82	37.28	35.87	15.87	7.44
西部	78.04	77.49	75.88	50.21	37.99	43.57	16.45	9.93
北京	68.03	61.22	59.18	40.82	36.73	34.01	17.01	14.97
天津	83.96	72.64	67.92	38.68	33.02	24.53	12.26	6.60
河北	68.22	67.29	67.47	34.94	24.35	23.98	13.75	7.43
山西	70.47	72.98	66.30	35.65	27.58	31.48	12.26	4.46
内蒙古	80.35	79.65	78.95	49.82	44.21	54.39	19.30	8.77
辽宁	73.98	74.56	74.85	40.64	34.50	35.09	13.16	9.65
吉林	82.44	80.98	72.68	40.49	35.12	40.98	8.29	3.90
黑龙江	76.50	74.75	70.00	36.50	32.75	27.00	9.50	6.25
上海	83.66	86.27	78.43	55.56	50.33	54.90	26.80	40.52
江苏	74.53	72.09	75.07	48.51	48.51	40.11	26.29	20.05
浙江	80.86	75.43	75.71	57.43	54.57	48.86	22.86	30.00
安徽	77.97	77.62	76.92	55.59	47.20	53.15	21.68	14.34
福建	73.42	68.35	75.11	38.40	36.71	37.55	21.10	13.92
江西	70.80	68.98	72.26	49.64	43.07	39.78	21.17	12.41
山东	75.16	70.70	71.50	48.41	37.74	37.90	24.52	18.63
河南	69.47	68.60	70.00	40.00	36.32	32.98	19.12	7.72
湖北	70.91	69.25	72.85	44.60	40.44	35.73	18.56	8.31
湖南	78.43	80.46	83.76	45.43	39.09	35.28	14.47	3.55
广东	86.25	84.23	77.42	55.43	48.77	41.68	26.19	17.37
广西	76.76	76.76	74.65	51.41	44.37	48.94	14.79	9.15
海南	59.49	56.96	54.43	39.24	31.65	31.65	22.78	5.06
重庆	79.49	76.92	72.31	46.15	37.44	32.82	12.82	10.26

续表

地区	门诊医生 工作站	住院医生 工作站	电子化病历 管理系统	合理用药 管理系统	手术麻醉 管理系统	临床路径 管理系统	重症监护 系统	移动 医生站
四川	74.91	73.52	70.91	53.66	38.85	44.95	17.77	16.55
贵州	77.78	79.69	83.91	53.26	46.74	54.79	24.14	11.88
云南	86.74	85.01	84.15	48.41	39.77	48.13	15.27	5.48
西藏	75.61	73.17	74.39	54.88	32.93	32.93	10.98	3.66
陕西	76.92	78.30	73.63	43.68	30.49	29.67	10.16	6.04
甘肃	77.88	76.92	74.04	53.37	37.98	54.33	20.67	12.50
青海	72.50	68.75	68.75	42.50	30.00	30.00	11.25	10.00
宁夏	65.57	67.21	63.93	55.74	34.43	47.54	14.75	9.84
新疆	78.33	78.33	77.78	50.28	30.00	34.44	17.50	7.50

表 5-1-2　各级各类公立医院临床服务类应用信息系统覆盖率

单位:%

类别	门诊医生 工作站	住院医生 工作站	电子化病历 管理系统	合理用药 管理系统	手术麻醉 管理系统	临床路径 管理系统	重症监护 系统	移动医 生站
医院级别								
三级	81.35	80.75	82.63	66.11	66.47	54.88	38.83	25.12
三甲	80.85	80.08	82.72	66.73	70.15	54.35	42.30	27.60
其他三级	81.96	81.57	82.52	65.35	61.95	55.54	34.57	22.07
二级	78.20	78.02	75.93	46.30	34.56	41.52	12.31	7.92
一级	62.69	57.31	53.54	18.00	7.54	7.38	2.00	1.77
未定级	64.93	58.68	57.81	20.14	8.51	11.46	3.13	3.30
机构类别								
综合医院	75.94	74.30	73.24	48.05	42.50	40.13	21.81	13.23
中医类医院	79.17	78.75	77.37	48.14	39.86	42.03	14.72	10.20
专科医院	73.46	70.97	70.90	40.31	23.30	30.79	10.13	9.52
护理院	43.90	63.41	41.46	7.32	0.00	4.88	0.00	2.44

表 5-1-3　各地区公立医院护理服务类应用信息系统覆盖率

单位:%

地区	分诊管理系统	住院护士工作站	移动护理系统	移动输液系统	护理管理系统
总计	37.61	73.43	20.96	7.37	41.73
东部	43.46	72.09	28.96	12.03	41.68
中部	30.75	72.20	13.97	3.83	40.26
西部	37.05	76.14	17.99	5.16	43.15
北京	39.46	60.54	29.93	12.24	42.86
天津	30.19	67.92	24.53	3.77	28.30
河北	26.95	66.36	16.17	4.46	30.86
山西	22.84	70.75	9.75	2.23	37.60
内蒙古	35.79	79.30	12.98	5.26	41.40
辽宁	36.26	72.81	11.99	5.56	39.77
吉林	28.29	81.46	8.29	1.46	43.90
黑龙江	31.00	73.25	9.50	3.75	41.00
上海	47.06	81.05	54.25	33.33	60.13
江苏	43.36	69.11	36.31	17.34	44.44
浙江	59.14	75.14	50.57	25.43	46.57
安徽	36.71	77.27	22.38	6.64	48.95
福建	41.77	67.51	27.85	8.86	41.35
江西	28.10	68.98	16.42	6.93	42.34
山东	38.22	69.27	28.82	8.60	40.13
河南	31.75	66.32	13.16	2.46	36.49
湖北	28.81	67.87	24.10	6.37	37.40
湖南	36.80	78.68	9.39	2.03	40.36
广东	60.78	83.21	29.96	13.31	46.89
广西	47.18	75.00	14.44	5.63	42.96
海南	31.65	56.96	10.13	2.53	36.71
重庆	35.38	74.87	21.54	3.08	40.00
四川	35.71	71.43	21.95	6.45	44.60
贵州	45.59	78.54	19.92	6.13	48.28

地区	分诊管理系统	住院护士工作站	移动护理系统	移动输液系统	护理管理系统
云南	44.38	83.57	22.77	5.48	45.82
西藏	25.61	71.95	8.54	3.66	42.68
陕西	28.30	77.47	16.76	3.85	37.36
甘肃	38.46	75.48	20.19	6.25	50.00
青海	26.25	68.75	13.75	7.50	42.50
宁夏	42.62	65.57	22.95	9.84	47.54
新疆	31.94	77.22	12.78	2.50	39.17

表 5-1-4　各级各类公立医院护理服务类应用信息系统覆盖率

单位:%

类别	分诊管理系统	住院护士工作站	移动护理系统	移动输液系统	护理管理系统
医院级别					
三级	59.08	78.61	44.16	16.31	52.11
三甲	61.90	78.14	49.77	18.50	53.26
其他三级	55.62	79.19	37.26	13.61	50.71
二级	33.56	76.61	14.49	4.37	41.56
一级	14.31	56.92	1.92	1.38	26.31
未定级	19.79	58.33	5.56	2.78	27.26
机构类别					
综合医院	40.00	72.70	23.20	8.75	41.57
中医类医院	35.01	77.16	17.98	6.06	44.42
专科医院	33.49	70.43	17.69	4.39	38.56
护理院	7.32	65.85	2.44	0.00	21.95

表 5-1-5　各地区公立医院医技管理类应用信息系统覆盖率

单位:%

地区	临床检验系统	医学影像系统	超声/内镜管理系统	心电管理系统	病理管理系统	输血管理系统	体检管理系统
总计	68.26	66.57	42.86	30.68	25.58	31.16	45.68
东部	68.71	67.69	44.40	34.53	27.80	32.72	47.64
中部	65.85	63.25	39.17	27.80	24.64	29.45	42.68
西部	69.95	68.30	44.44	28.80	23.83	30.89	46.15
北京	56.46	53.74	34.69	27.89	22.45	29.93	33.33
天津	63.21	57.55	37.74	13.21	21.70	25.47	34.91
河北	55.76	53.53	27.51	15.06	16.54	18.77	28.62
山西	65.74	60.17	37.60	25.07	18.38	23.40	39.55
内蒙古	72.63	73.33	49.12	27.02	24.91	33.68	47.72
辽宁	64.33	62.28	40.94	26.90	23.39	26.32	38.89
吉林	70.24	69.76	40.98	17.56	20.49	30.73	43.41
黑龙江	57.50	50.50	31.50	21.00	19.25	20.00	35.50
上海	82.35	81.70	67.32	58.17	42.48	41.18	50.33
江苏	71.00	72.90	48.24	44.17	37.13	41.19	52.03
浙江	80.86	80.57	59.43	50.57	36.86	46.29	66.29
安徽	70.98	69.58	52.45	46.85	34.97	37.41	52.45
福建	71.31	70.46	42.62	36.71	25.32	32.91	44.30
江西	67.52	65.33	44.16	32.85	29.20	34.67	48.18
山东	66.72	67.52	39.01	30.73	24.68	32.64	49.20
河南	58.60	58.60	28.95	27.02	22.46	30.88	37.54
湖北	68.70	65.37	37.67	28.81	26.32	34.07	47.37
湖南	75.13	74.37	50.51	25.38	28.93	28.17	44.67
广东	76.56	74.67	53.40	41.68	32.13	36.18	60.20
广西	73.24	72.89	50.70	36.97	27.46	35.21	46.83
海南	54.43	50.63	41.77	40.51	24.05	24.05	37.97
重庆	65.64	61.54	34.36	24.10	17.95	31.28	43.08
四川	66.55	66.90	45.30	23.17	23.87	36.76	45.64
贵州	74.33	72.41	49.43	31.03	26.82	38.70	47.89

地区	临床检验系统	医学影像系统	超声／内镜管理系统	心电管理系统	病理管理系统	输血管理系统	体检管理系统
云南	76.66	75.22	49.57	28.24	22.48	29.39	51.87
西藏	62.20	65.85	37.80	20.73	20.73	14.63	29.27
陕西	62.09	56.59	31.32	20.88	21.70	20.88	36.81
甘肃	72.12	67.79	45.67	37.98	27.88	35.10	46.15
青海	65.00	63.75	40.00	22.50	18.75	25.00	42.50
宁夏	67.21	62.30	50.82	31.15	22.95	44.26	55.74
新疆	73.33	71.67	45.28	39.72	24.17	21.94	52.50

表 5-1-6　各级各类公立医院医技管理类应用信息系统覆盖率

单位：%

类别	临床检验系统	医学影像系统	超声／内镜管理系统	心电管理系统	病理管理系统	输血管理系统	体检管理系统
医院级别							
三级	83.69	84.09	58.51	52.47	47.60	59.25	62.95
三甲	84.72	85.56	58.87	56.54	52.48	62.41	64.99
其他三级	82.44	82.28	58.07	47.47	41.61	55.38	60.44
二级	72.61	70.14	43.95	25.96	20.66	25.52	46.34
一级	30.85	28.62	15.54	10.08	5.23	3.08	18.23
未定级	40.28	36.28	18.75	10.76	5.73	5.21	17.71
机构类别							
综合医院	68.13	66.80	44.90	33.89	29.96	35.78	50.55
中医类医院	73.73	72.56	46.55	28.15	21.83	29.23	50.27
专科医院	61.11	57.26	29.84	23.09	15.46	17.42	20.80
护理院	24.39	21.95	14.63	7.32	2.44	0.00	2.44

表 5-1-7　各地区公立医院医疗与药品管理类应用信息系统覆盖率

单位:%

地区	院内感染管理系统	医务管理系统	病历质控系统	病案管理系统	导诊管理系统	药品管理系统	传染病报告系统
总计	38.12	26.73	39.76	54.10	14.54	58.72	29.31
东部	39.70	26.79	37.25	50.60	16.90	58.08	29.75
中部	33.52	26.54	39.38	54.37	12.00	56.34	26.11
西部	40.50	26.83	43.05	57.95	14.09	61.66	31.73
北京	29.93	19.05	31.97	34.69	12.24	51.70	24.49
天津	33.02	25.47	26.42	51.89	9.43	57.55	26.42
河北	23.42	19.14	27.14	39.22	7.99	47.21	12.27
山西	22.28	25.91	33.70	50.42	7.52	52.65	12.81
内蒙古	41.05	26.67	44.21	56.14	11.58	61.05	32.98
辽宁	30.12	31.29	38.60	51.46	11.99	53.51	21.35
吉林	31.71	28.78	45.85	58.54	10.73	64.39	17.56
黑龙江	24.00	28.00	36.00	53.50	11.25	60.00	21.50
上海	54.25	34.64	43.79	67.97	23.53	73.20	33.99
江苏	51.49	32.79	34.96	56.91	16.80	58.27	33.33
浙江	51.43	27.14	37.71	56.57	24.86	62.86	39.71
安徽	47.20	36.36	43.36	59.79	16.43	62.94	40.91
福建	32.91	24.89	34.60	46.84	18.57	51.90	24.89
江西	40.15	30.29	39.78	60.58	14.23	60.22	33.21
山东	38.22	26.27	40.61	48.41	13.38	54.30	33.44
河南	30.88	22.98	39.47	47.37	11.58	50.70	24.21
湖北	41.00	25.48	35.46	52.63	11.91	49.31	30.75
湖南	36.80	20.81	44.92	60.15	13.45	58.88	30.20
广东	48.77	28.51	45.44	55.28	25.33	69.75	40.38
广西	40.85	24.30	42.61	62.68	25.70	59.15	38.03
海南	36.71	25.32	30.38	50.63	18.99	59.49	22.78
重庆	37.44	20.00	40.00	54.87	10.77	59.49	31.28
四川	45.12	29.62	45.30	57.14	16.72	60.28	38.15
贵州	46.74	30.27	52.11	57.85	18.01	60.92	29.12

地区	院内感染 管理系统	医务管理 系统	病历质控 系统	病案管理 系统	导诊管理 系统	药品管理 系统	传染病 报告系统
云南	44.09	35.45	42.07	68.30	14.12	72.33	35.73
西藏	28.05	31.71	35.37	53.66	9.76	62.20	18.29
陕西	34.07	19.23	37.09	52.20	8.24	60.16	20.05
甘肃	38.46	26.44	52.88	60.10	14.42	55.77	39.90
青海	32.50	23.75	38.75	57.50	3.75	52.50	21.25
宁夏	55.74	39.34	42.62	52.46	16.39	55.74	45.90
新疆	35.83	22.78	38.06	55.28	10.28	65.56	23.89

表 5-1-8　各级各类公立医院医疗与药品管理类应用信息系统覆盖率

单位:%

类别	院内感染 管理系统	医务管理 系统	病历质控 系统	病案管理 系统	导诊管理 系统	药品管理 系统	传染病 报告系统
医院级别							
三级	63.80	35.91	53.78	65.72	27.67	63.80	44.83
三甲	66.34	38.30	54.42	65.64	31.08	63.06	44.68
其他三级	60.68	32.99	53.01	65.82	23.50	64.72	45.02
二级	34.86	25.82	40.80	57.60	10.80	60.87	27.68
一级	6.85	14.23	15.23	26.23	4.31	46.15	9.38
未定级	10.94	17.71	17.71	30.38	5.21	43.92	12.33
机构类别							
综合医院	39.70	26.90	39.11	53.29	15.99	58.22	30.83
中医类医院	38.69	27.77	44.79	58.59	12.59	61.94	30.11
专科医院	32.01	24.85	34.77	50.78	12.42	56.11	22.96
护理院	7.32	9.76	17.07	24.39	2.44	34.15	2.44

表 5-1-9　各地区公立医院运营管理类应用信息系统覆盖率

单位:%

地区	门急诊挂号收费管理系统	住院病人入出转系统	住院收费系统	人力资源管理系统	财务管理系统	预算管理系统	绩效管理系统	DRG*管理系统	设备材料管理系统	物资供应管理系统
总计	79.36	62.37	64.21	18.98	45.75	12.67	16.41	14.45	40.49	41.92
东部	79.53	60.93	61.98	22.55	45.58	15.47	18.90	17.61	39.67	43.16
中部	77.82	60.09	63.46	15.37	44.72	9.69	14.88	13.83	39.49	39.07
西部	80.59	66.14	67.53	18.09	46.89	12.13	14.90	11.32	42.37	43.08
北京	68.71	53.74	52.38	19.73	31.97	15.65	15.65	19.05	36.05	42.18
天津	79.25	53.77	59.43	19.81	44.34	13.21	17.92	11.32	38.68	46.23
河北	73.98	55.76	55.95	7.06	34.01	8.74	9.67	2.42	26.95	27.32
山西	76.60	55.15	61.00	10.31	40.39	5.29	11.14	10.86	36.21	29.81
内蒙古	85.96	69.12	68.77	14.39	49.82	14.39	17.89	9.82	38.95	42.11
辽宁	83.04	63.74	64.33	15.79	46.20	11.40	15.79	13.45	35.67	39.77
吉林	84.39	68.29	71.22	9.27	53.66	9.76	11.22	11.71	39.02	44.39
黑龙江	82.50	62.00	64.75	13.75	45.00	6.50	11.75	6.50	34.75	34.25
上海	83.66	67.97	71.24	30.07	43.14	22.22	22.88	17.65	39.87	48.37
江苏	79.13	59.89	56.91	24.93	45.53	17.34	21.41	21.14	43.63	50.41
浙江	85.43	64.29	63.43	36.57	58.86	19.43	26.57	46.00	55.43	59.43
安徽	83.22	69.23	68.53	20.98	50.70	16.43	21.68	20.98	48.60	51.05
福建	76.37	54.85	56.54	24.89	49.79	18.57	29.11	8.44	35.44	40.51
江西	79.20	59.12	62.04	17.52	51.82	12.41	22.63	20.07	46.72	41.24
山东	78.03	57.64	60.03	19.27	38.69	11.15	16.40	14.65	38.54	36.46
河南	69.82	53.68	59.47	13.51	37.72	10.18	12.81	13.16	34.56	34.21
湖北	73.68	55.12	57.06	21.61	42.11	11.08	16.34	19.39	35.18	37.95
湖南	81.22	66.24	69.29	16.24	46.95	8.12	14.72	11.42	46.95	47.46
广东	84.23	69.75	72.36	32.27	56.30	22.14	22.14	23.01	46.16	52.24
广西	80.63	61.97	66.90	20.42	44.01	13.03	17.25	24.65	46.48	49.65
海南	70.89	50.63	54.43	12.66	43.04	8.86	10.13	6.33	27.85	29.11
重庆	81.54	71.28	65.64	15.90	45.13	11.28	13.33	13.85	43.59	41.54
四川	75.44	63.59	66.38	23.17	45.12	15.51	14.63	13.41	47.91	47.39
贵州	79.69	68.20	65.90	21.84	45.98	13.41	12.26	10.73	47.51	47.51

地区	门急诊挂号收费管理系统	住院病人入出转系统	住院收费系统	人力资源管理系统	财务管理系统	预算管理系统	绩效管理系统	DRG*管理系统	设备材料管理系统	物资供应管理系统
云南	85.88	74.64	75.50	22.77	55.04	15.56	18.73	13.54	50.43	46.69
西藏	86.59	60.98	67.07	13.41	46.34	7.32	13.41	2.44	45.12	42.68
陕西	81.32	64.29	66.76	11.54	45.60	7.42	11.54	6.32	31.59	34.07
甘肃	79.33	70.19	67.79	11.54	41.35	6.25	12.02	7.21	41.83	34.62
青海	81.25	60.00	58.75	15.00	46.25	2.50	23.75	5.00	22.50	37.50
宁夏	65.57	52.46	62.30	22.95	50.82	19.67	24.59	16.39	40.98	36.07
新疆	80.56	63.06	66.94	16.39	47.50	10.56	11.94	5.56	36.11	42.50

注:*DRG,diagnosis related groups,疾病诊断相关分组。

表 5-1-10 各级各类公立医院运营管理类应用信息系统覆盖率

单位:%

类别	门急诊挂号收费管理系统	住院病人入出转系统	住院收费系统	人力资源管理系统	财务管理系统	预算管理系统	绩效管理系统	DRG*管理系统	设备材料管理系统	物资供应管理系统
医院级别										
三级	82.95	70.16	68.56	38.54	56.87	27.14	31.55	27.60	54.10	58.72
三甲	82.59	69.70	67.63	42.75	59.83	30.37	34.56	30.30	53.84	59.12
其他三级	83.39	70.73	69.70	33.39	53.24	23.18	27.85	24.29	54.43	58.23
二级	80.04	64.58	68.28	12.57	45.03	7.63	12.45	10.68	41.50	42.25
一级	72.62	44.31	47.38	5.77	30.00	3.46	4.00	3.69	16.62	14.08
未定级	71.35	46.18	46.35	7.64	32.99	5.56	4.17	6.60	19.27	19.79
机构类别										
综合医院	79.43	61.76	62.69	21.10	45.94	13.79	17.81	16.38	40.94	42.38
中医类医院	80.89	66.42	69.64	15.52	47.34	11.42	16.10	12.13	43.54	44.12
专科医院	77.52	58.47	61.72	16.81	43.15	10.74	12.02	11.07	34.50	37.27
护理院	48.78	51.22	48.78	4.88	19.51	0.00	0.00	4.88	17.07	17.07

注:*DRG:diagnosis related groups,疾病诊断相关分组。

表 5-1-11　公立医院院均各建设类别应用信息系统数量

单位：个

类别	合计	新建	升级改造	运维	政府统建	其他
公立医院	8.28	3.19	0.87	3.88	0.19	0.15
综合医院	9.29	3.55	0.99	4.40	0.22	0.13
中医类医院	6.44	2.62	0.66	2.80	0.14	0.21
专科医院	7.55	2.79	0.78	3.71	0.15	0.12
口腔医院	6.13	1.85	0.70	3.40	0.13	0.05
眼科医院	8.00	3.29	0.94	3.29	0.12	0.37
肿瘤医院	21.37	8.13	2.43	10.64	0.07	0.09
心血管病医院	12.94	4.19	1.19	7.38	0.19	0.00
妇产(科)医院	11.00	6.19	0.89	3.68	0.15	0.09
儿童医院	23.98	6.06	2.92	14.85	0.12	0.04
精神病医院	4.99	1.86	0.46	2.41	0.17	0.09
传染病医院	8.13	4.01	1.04	2.68	0.11	0.29
康复医院	4.59	1.95	0.35	2.23	0.05	0.01
护理院	2.17	0.39	0.07	1.29	0.24	0.17

表 5-1-12 各地区各级公立综合医院临床服务类应用信息系统建设数量及占比

类别	新建		升级改造		运维		政府统建		其他	
	系统数量/个	百分比/%	系统数量/个	百分比/%	系统数量/个	百分比/%	系统数量/个	百分比/%	系统数量/个	百分比/%
门诊医生工作站										
总计	1 536	32.21	853	17.89	1 975	41.42	275	5.77	129	2.71
区域										
东部	537	29.26	320	17.44	819	44.63	107	5.83	52	2.83
中部	482	35.60	240	17.73	530	39.14	60	4.43	42	3.10
西部	517	32.74	293	18.56	626	39.65	108	6.84	35	2.22
医院等级										
三级	521	32.26	320	19.81	727	45.02	25	1.55	22	1.36
二级	805	35.40	388	17.06	926	40.72	96	4.22	59	2.59
一级	145	21.55	121	17.98	245	36.40	126	18.72	36	5.35
未定级	65	31.55	24	11.65	77	37.38	28	13.59	12	5.83
住院医生工作站										
总计	1 492	32.25	818	17.68	1 925	41.61	265	5.73	126	2.72
区域										
东部	524	29.55	315	17.77	779	43.94	104	5.87	51	2.88
中部	475	35.47	234	17.48	534	39.88	55	4.11	41	3.06
西部	493	32.56	269	17.77	612	40.42	106	7.00	34	2.25
医院等级										
三级	511	32.80	300	19.26	699	44.87	26	1.67	22	1.41
二级	800	34.98	389	17.01	944	41.28	95	4.15	59	2.58
一级	132	21.64	111	18.20	214	35.08	120	19.67	33	5.41
未定级	49	28.65	18	10.53	68	39.77	24	14.04	12	7.02

续表

类别	新建		升级改造		运维		政府统建		其他	
	系统数量/个	百分比/%	系统数量/个	百分比/%	系统数量/个	百分比/%	系统数量/个	百分比/%	系统数量/个	百分比/%
电子化病历管理系统										
总计	1 656	34.03	823	16.91	2 019	41.49	252	5.18	116	2.38
区域										
东部	589	31.72	303	16.32	817	44.00	102	5.49	46	2.48
中部	528	37.26	253	17.85	548	38.67	48	3.39	40	2.82
西部	539	33.86	267	16.77	654	41.08	102	6.41	30	1.88
医院等级										
三级	610	33.83	319	17.69	825	45.76	27	1.50	22	1.22
二级	852	36.76	388	16.74	931	40.16	93	4.01	54	2.33
一级	138	24.30	98	17.25	196	34.51	108	19.01	28	4.93
未定级	56	31.64	18	10.17	67	37.85	24	13.56	12	6.78

表 5-1-13　各地区各级公立综合医院护理服务类应用信息系统建设数量及占比

类别	新建		升级改造		运维		政府统建		其他	
	系统数量/个	百分比/%	系统数量/个	百分比/%	系统数量/个	百分比/%	系统数量/个	百分比/%	系统数量/个	百分比/%
分诊管理系统										
总计	981	37.05	399	15.07	1 118	42.22	106	4.00	44	1.66
区域										
东部	411	33.55	175	14.29	560	45.71	56	4.57	23	1.88
中部	263	41.42	99	15.59	247	38.90	16	2.52	10	1.57
西部	307	38.96	125	15.86	311	39.47	34	4.31	11	1.40
医院等级										
三级	476	35.84	195	14.68	624	46.99	19	1.43	14	1.05
二级	440	39.50	176	15.80	433	38.87	42	3.77	23	2.06
一级	36	24.49	26	17.69	39	26.53	41	27.89	5	3.40
未定级	29	49.15	2	3.39	22	37.29	4	6.78	2	3.39
住院护士工作站										
总计	1 423	31.87	802	17.96	1 863	41.72	252	5.64	125	2.80
区域										
东部	487	29.01	302	17.99	745	44.37	95	5.66	50	2.98
中部	458	35.04	232	17.75	521	39.86	53	4.06	43	3.29
西部	478	32.32	268	18.12	597	40.37	104	7.03	32	2.16
医院等级										
三级	462	31.62	295	20.19	658	45.04	24	1.64	22	1.51
二级	779	34.92	379	16.99	921	41.28	93	4.17	59	2.64
一级	132	21.78	109	17.99	222	36.63	112	18.48	31	5.12
未定级	50	29.94	19	11.38	62	37.13	23	13.77	13	7.78

类别	新建		升级改造		运维		政府统建		其他	
	系统数量/个	百分比/%	系统数量/个	百分比/%	系统数量/个	百分比/%	系统数量/个	百分比/%	系统数量/个	百分比/%
护理管理系统										
总计	943	36.48	412	15.94	1 013	39.19	143	5.53	74	2.86
区域										
东部	352	35.02	141	14.03	429	42.69	58	5.77	25	2.49
中部	292	40.22	115	15.84	265	36.50	28	3.86	26	3.58
西部	299	35.01	156	18.27	319	37.35	57	6.67	23	2.69
医院等级										
三级	388	37.67	154	14.95	451	43.79	16	1.55	21	2.04
二级	459	38.19	202	16.81	450	37.44	60	4.99	31	2.58
一级	69	25.46	45	16.61	83	30.63	60	22.14	14	5.17
未定级	27	32.93	11	13.41	29	35.37	7	8.54	8	9.76

表 5-1-14　各地区各级公立综合医院医技管理类应用信息系统建设数量及占比

类别	新建		升级改造		运维		政府统建		其他	
	系统数量/个	百分比/%	系统数量/个	百分比/%	系统数量/个	百分比/%	系统数量/个	百分比/%	系统数量/个	百分比/%
临床检验系统										
总计	1 451	33.67	699	16.22	1 861	43.19	201	4.66	97	2.25
区域										
东部	506	30.99	273	16.72	740	45.32	77	4.72	37	2.27
中部	443	36.28	196	16.05	511	41.85	40	3.28	31	2.54
西部	502	34.50	230	15.81	610	41.92	84	5.77	29	1.99
医院等级										
三级	489	30.52	297	18.54	769	48.00	27	1.69	20	1.25
二级	821	36.39	344	15.25	943	41.80	87	3.86	61	2.70
一级	93	27.68	47	13.99	110	32.74	76	22.62	10	2.98
未定级	48	41.74	11	9.57	39	33.91	11	9.57	6	5.22
医学影像系统										
总计	1 570	35.24	668	14.99	1 904	42.74	219	4.92	94	2.11
区域										
东部	573	31.82	261	14.49	837	46.47	90	5.00	40	2.22
中部	457	38.08	179	14.92	492	41.00	40	3.33	32	2.67
西部	540	37.14	228	15.68	575	39.55	89	6.12	22	1.51
医院等级										
三级	584	32.55	278	15.50	874	48.72	32	1.78	26	1.45
二级	851	38.11	341	15.27	888	39.77	100	4.48	53	2.37
一级	85	27.42	37	11.94	100	32.26	77	24.84	11	3.55
未定级	50	42.37	12	10.17	42	35.59	10	8.47	4	3.39

续表

类别	新建		升级改造		运维		政府统建		其他	
	系统数量/个	百分比/%	系统数量/个	百分比/%	系统数量/个	百分比/%	系统数量/个	百分比/%	系统数量/个	百分比/%
体检管理系统										
总计	1 149	36.52	464	14.75	1 330	42.28	138	4.39	65	2.07
区域										
东部	431	33.91	183	14.40	571	44.93	59	4.64	27	2.12
中部	337	39.60	129	15.16	340	39.95	21	2.47	24	2.82
西部	381	37.21	152	14.84	419	40.92	58	5.66	14	1.37
医院等级										
三级	450	34.94	183	14.21	622	48.29	16	1.24	17	1.32
二级	625	39.81	237	15.10	614	39.11	56	3.57	38	2.42
一级	55	25.23	32	14.68	65	29.82	58	26.61	8	3.67
未定级	19	27.14	12	17.14	29	41.43	8	11.43	2	2.86

表 5-1-15　各地区各级公立综合医院医疗与药品管理类应用信息系统建设数量及占比

类别	新建		升级改造		运维		政府统建		其他	
	系统数量/个	百分比/%	系统数量/个	百分比/%	系统数量/个	百分比/%	系统数量/个	百分比/%	系统数量/个	百分比/%
院内感染管理系统										
总计	931	38.89	300	12.53	1 063	44.40	64	2.67	36	1.50
区域										
东部	341	36.75	96	10.34	446	48.06	33	3.56	12	1.29
中部	252	40.13	78	12.42	272	43.31	12	1.91	14	2.23
西部	338	40.33	126	15.04	345	41.17	19	2.27	10	1.19
医院等级										
三级	421	36.64	123	10.70	581	50.57	14	1.22	10	0.87
二级	480	41.85	165	14.39	447	38.97	33	2.88	22	1.92
一级	19	27.54	10	14.49	24	34.78	14	20.29	2	2.90
未定级	11	37.93	2	6.90	11	37.93	3	10.34	2	6.90
病案管理系统										
总计	1 195	35.10	515	15.12	1 438	42.23	179	5.26	78	2.29
区域										
东部	391	32.21	170	14.00	538	44.32	90	7.41	25	2.06
中部	378	37.24	156	15.37	424	41.77	26	2.56	31	3.05
西部	426	36.22	189	16.07	476	40.48	63	5.36	22	1.87
医院等级										
三级	451	34.35	186	14.17	632	48.13	28	2.13	16	1.22
二级	659	38.11	274	15.85	681	39.39	71	4.11	44	2.54
一级	56	19.86	50	17.73	94	33.33	69	24.47	13	4.61
未定级	29	35.80	5	6.17	31	38.27	11	13.58	5	6.17

类别	新建		升级改造		运维		政府统建		其他	
	系统数量/个	百分比/%	系统数量/个	百分比/%	系统数量/个	百分比/%	系统数量/个	百分比/%	系统数量/个	百分比/%
药品管理系统										
总计	1 325	32.44	638	15.62	1 815	44.43	212	5.19	95	2.33
区域										
东部	494	29.56	239	14.30	825	49.37	81	4.85	32	1.92
中部	397	35.90	178	16.09	451	40.78	48	4.34	32	2.89
西部	434	33.18	221	16.90	539	41.21	83	6.35	31	2.37
医院等级										
三级	493	31.06	234	14.74	822	51.80	20	1.26	18	1.13
二级	669	36.03	302	16.26	761	40.98	79	4.25	46	2.48
一级	109	21.76	89	17.76	186	37.13	94	18.76	23	4.59
未定级	54	38.57	13	9.29	46	32.86	19	13.57	8	5.71

表 5-1-16　各地区各级公立综合医院运营管理类应用信息系统建设数量及占比

类别	新建		升级改造		运维		政府统建		其他	
	系统数量/个	百分比/%	系统数量/个	百分比/%	系统数量/个	百分比/%	系统数量/个	百分比/%	系统数量/个	百分比/%
门急诊挂号收费管理系统										
总计	1 725	32.70	887	16.81	2 237	42.40	277	5.25	150	2.84
区域										
东部	607	29.28	335	16.16	965	46.55	107	5.16	59	2.85
中部	548	36.46	257	17.10	593	39.45	58	3.86	47	3.13
西部	570	33.53	295	17.35	679	39.94	112	6.59	44	2.59
医院等级										
三级	580	32.29	317	17.65	848	47.22	29	1.61	22	1.22
二级	892	36.33	406	16.54	993	40.45	99	4.03	65	2.65
一级	174	21.80	135	16.92	317	39.72	126	15.79	46	5.76
未定级	79	34.80	29	12.78	79	34.80	23	10.13	17	7.49
住院病人入出转系统										
总计	1 198	32.08	663	17.76	1 569	42.02	205	5.49	99	2.65
区域										
东部	411	29.07	240	16.97	637	45.05	85	6.01	41	2.90
中部	376	35.44	190	17.91	423	39.87	40	3.77	32	3.02
西部	411	32.64	233	18.51	509	40.43	80	6.35	26	2.07
医院等级										
三级	396	31.06	251	19.69	586	45.96	24	1.88	18	1.41
二级	657	35.27	315	16.91	766	41.12	77	4.13	48	2.58
一级	97	20.86	83	17.85	169	36.34	91	19.57	25	5.38
未定级	48	36.64	14	10.69	48	36.64	13	9.92	8	6.11

续表

类别	新建		升级改造		运维		政府统建		其他	
	系统数量/个	百分比/%	系统数量/个	百分比/%	系统数量/个	百分比/%	系统数量/个	百分比/%	系统数量/个	百分比/%
住院收费系统										
总计	1 228	32.45	672	17.76	1 568	41.44	216	5.71	100	2.64
区域										
东部	419	29.91	228	16.27	634	45.25	79	5.64	41	2.93
中部	397	36.03	206	18.69	421	38.20	47	4.26	31	2.81
西部	412	32.16	238	18.58	513	40.05	90	7.03	28	2.19
医院等级										
三级	378	31.47	216	17.99	571	47.54	19	1.58	17	1.42
二级	699	35.83	339	17.38	777	39.83	88	4.51	48	2.46
一级	114	22.49	101	19.92	173	34.12	94	18.54	25	4.93
未定级	37	29.60	16	12.80	47	37.60	15	12.00	10	8.00

2. 基层医疗卫生机构

表 5-2-1 各地区基层医疗卫生机构应用信息系统覆盖率

单位:%

地区	临床服务类				护理服务类		医技管理类					医疗与药品管理类	运营管理类		
	门诊医生工作站	住院医生工作站	电子化病历管理系统	合理用药管理系统	住院护士工作站	护士管理系统	临床检验系统	医学影像系统	超声/内镜管理系统	心电管理系统	体检管理系统	药品管理系统	门急诊挂号收费管理系统	住院病人入出转系统	财务管理系统
总计	60.02	49.30	44.89	17.73	47.23	22.37	25.85	24.74	13.43	11.21	13.67	33.09	70.40	35.19	27.64
东部	63.55	45.34	45.90	19.52	44.10	22.39	33.50	31.39	18.39	13.73	20.95	38.98	75.06	32.96	32.09
中部	55.80	48.62	40.97	15.62	45.78	20.95	20.05	19.72	10.83	8.11	7.51	29.74	66.14	32.99	27.14
西部	60.52	53.10	47.22	17.96	50.99	23.51	24.25	23.32	11.44	11.65	12.66	30.93	70.00	38.80	24.38
北京	55.90	22.36	29.81	24.22	21.74	3.73	34.16	33.54	7.45	8.07	14.91	32.30	55.90	17.39	9.94
天津	64.32	33.51	53.51	21.62	30.27	15.14	38.38	37.30	10.27	11.35	24.86	31.89	72.43	21.08	35.14
河北	47.25	41.67	33.56	8.03	39.07	12.08	7.34	6.88	2.98	1.68	7.72	21.71	62.84	25.99	20.64
山西	44.28	31.18	27.86	11.24	29.52	10.65	15.64	12.51	8.21	5.28	5.96	20.63	59.82	24.44	18.38
内蒙古	54.01	37.23	28.71	11.31	35.04	13.38	9.61	8.15	4.87	3.89	4.01	26.16	73.72	25.06	16.30
辽宁	43.90	34.15	27.64	7.59	32.52	12.06	13.55	13.28	7.32	3.66	4.88	25.61	77.24	24.66	34.96
吉林	39.76	28.23	24.45	8.15	24.65	16.30	9.74	11.93	9.15	3.98	6.16	21.07	69.38	16.10	31.21
黑龙江	51.60	34.06	29.34	11.97	31.70	12.98	9.95	8.09	6.24	4.22	2.53	27.82	70.32	23.61	21.59

続表

地区	临床服务类				护理服务类		医技管理类					医疗与药品管理类	运营管理类		
	门诊医生工作站	住院医生工作站	电子化病历管理系统	合理用药管理系统	住院护士工作站	护士管理系统	临床检验系统	医学影像系统	超声/内镜管理系统	心电管理系统	体检管理系统	药品管理系统	门急诊挂号收费管理系统	住院病人入出转系统	财务管理系统
上海	83.94	67.47	54.22	45.78	65.86	32.53	73.49	71.89	51.00	47.79	50.20	63.86	87.55	49.40	30.92
江苏	69.95	60.10	58.62	26.13	58.89	32.40	48.00	51.39	30.14	23.61	37.80	45.99	83.10	45.99	33.97
浙江	71.15	31.47	45.15	31.36	30.56	17.22	51.54	48.46	22.35	28.96	39.45	46.86	76.17	24.63	34.78
安徽	69.35	57.49	54.29	16.97	54.55	23.20	29.26	30.39	14.46	14.55	10.39	41.82	68.31	40.78	30.39
福建	50.88	41.93	43.01	10.72	41.66	19.00	33.11	26.05	10.45	12.75	13.43	29.04	75.31	34.06	26.19
江西	50.46	44.23	33.23	15.08	38.62	18.69	16.46	16.23	6.69	3.54	7.31	24.69	71.85	31.85	19.69
山东	59.55	52.41	48.28	19.10	50.91	24.73	37.38	35.38	19.66	11.96	15.09	31.81	69.69	37.38	34.75
河南	56.08	51.86	43.19	16.78	48.93	22.75	19.03	19.59	9.97	8.50	6.08	28.83	63.01	36.99	28.43
湖北	65.40	62.50	51.67	18.31	61.88	28.79	33.80	34.95	20.42	13.20	11.09	39.79	65.14	41.02	35.39
湖南	57.20	55.32	45.49	18.40	52.63	24.59	17.46	15.52	9.64	7.70	7.88	28.29	65.58	32.42	29.91
广东	80.39	47.18	54.36	22.17	46.94	30.46	34.65	29.59	24.39	12.05	23.18	55.57	82.80	34.65	38.70
广西	57.75	52.63	45.76	15.06	51.75	23.98	21.35	19.88	10.96	6.29	9.21	32.31	61.40	30.56	35.53
海南	56.54	24.61	22.51	18.85	21.99	12.04	18.85	17.28	7.33	5.24	4.19	28.80	59.16	16.23	21.47
重庆	63.89	61.66	52.43	14.60	58.42	24.14	36.11	25.15	9.74	10.34	14.40	36.00	81.44	49.90	26.98

续表

地区	系统分类														
	临床服务类				护理服务类		医技管理类					医疗与药品管理类	运营管理类		
	门诊医生工作站	住院医生工作站	电子化病历管理系统	合理用药管理系统	住院护士工作站	护士管理系统	临床检验系统	医学影像系统	超声/内镜管理系统	心电管理系统	体检管理系统	药品管理系统	门急诊挂号收费管理系统	住院病人入出转系统	财务管理系统
四川	65.65	61.95	59.04	28.08	60.06	34.60	25.43	25.62	16.58	14.35	18.56	39.49	77.00	51.53	33.10
贵州	64.39	57.96	58.09	16.05	54.84	23.31	47.20	47.58	15.35	25.10	9.43	28.60	66.62	35.35	22.48
云南	58.04	52.31	47.50	15.80	49.63	24.03	20.06	18.67	9.06	6.75	6.28	31.42	67.19	35.95	27.08
西藏	28.24	11.63	16.61	4.65	9.97	4.32	5.98	6.64	0.33	0.00	3.65	9.30	54.15	8.31	3.99
陕西	59.91	50.42	34.65	10.52	48.92	12.96	7.98	8.26	2.35	3.57	4.79	24.32	63.00	31.92	11.83
甘肃	58.98	46.44	37.97	13.39	45.93	16.78	11.19	13.73	7.63	6.27	5.76	21.53	58.31	33.56	17.12
青海	57.36	45.18	27.41	12.18	41.12	15.74	17.77	14.72	10.15	10.15	11.17	16.75	63.45	28.43	8.12
宁夏	79.41	52.21	47.79	32.35	51.47	19.12	30.15	33.09	16.91	19.12	16.91	28.68	63.24	38.24	16.18
新疆	51.39	40.56	30.45	15.37	38.80	16.98	21.52	23.13	15.08	14.06	36.31	25.77	68.96	33.38	20.50

表 5-2-2　各类基层医疗卫生机构应用信息系统覆盖率

单位:%

机构类别	系统分类														
	临床服务类				护理服务类		医技管理类					医疗与药品管理类	运营管理类		
	门诊医生工作站	住院医生工作站	电子化病历管理系统	合理用药管理系统	住院护士工作站	护理管理系统	临床检验系统	医学影像系统	超声/内镜管理系统	心电管理系统	体检管理系统	药品管理系统	门急诊挂号收费管理系统	住院病人入出转系统	财务管理系统
社区卫生服务中心	63.52	35.88	40.42	19.66	34.75	18.37	29.66	26.46	16.01	12.43	19.69	38.76	72.45	26.05	26.13
卫生院	59.08	52.91	46.09	17.21	50.59	23.45	24.83	24.28	12.73	10.89	12.05	31.56	69.84	37.65	28.05

表 5-2-3　各类基层医疗卫生机构各建设类别院均应用信息系统数量

单位:个

类别	合计	新建	升级改造	运维	政府统建	其他
基层医疗卫生机构	1.87	0.31	0.13	0.82	0.53	0.08
社区卫生服务中心	2.23	0.40	0.15	0.97	0.64	0.07
卫生院	1.77	0.29	0.13	0.78	0.50	0.08

3. 各级区域

表 5-3-1 各地区应用信息系统覆盖率

单位:%

地区	健康门户系统	预约诊疗系统	远程医疗服务系统	区域医学影像诊断系统	区域心电诊断系统	区域双向转诊系统	免疫规划管理系统	慢性病管理系统	区域健康体检管理系统	区域电子健康档案系统	区域一站式结算系统	区域家庭医生签约管理系统	区域电子病历共享系统	区域血液管理平台	药品供应采购管理系统	突发公共卫生事件应急处置响应管理系统	医疗机构绩效管理系统	基层卫生机构服务与管理信息系统	村卫生室信息系统
总计	69.39	65.96	19.60	21.82	15.56	16.06	6.87	16.87	17.58	30.30	11.21	19.39	17.17	4.24	5.76	9.60	12.53	46.87	18.48
东部	71.62	70.56	18.57	24.40	17.24	18.30	6.37	18.30	21.75	36.60	13.79	22.02	17.77	5.31	7.16	12.73	19.10	46.95	16.18
中部	66.42	67.91	18.28	19.03	11.57	14.18	4.85	14.18	14.93	22.76	10.07	18.66	15.30	3.36	4.10	8.96	7.84	44.78	24.63
西部	69.28	59.42	21.74	21.16	16.81	15.07	8.99	17.39	15.07	29.28	9.28	17.10	17.97	3.77	5.51	6.67	8.99	48.41	16.23
北京	100.00	100.00	0.00	66.67	33.33	33.33	0.00	33.33	66.67	33.33	0.00	33.33	33.33	0.00	33.33	33.33	33.33	66.67	0.00
天津	50.00	83.33	0.00	33.33	16.67	33.33	0.00	33.33	50.00	16.67	0.00	33.33	33.33	0.00	0.00	0.00	0.00	50.00	16.67
河北	57.14	50.00	14.29	3.57	0.00	3.57	7.14	10.71	7.14	10.71	0.00	7.14	0.00	0.00	0.00	17.86	0.00	25.00	0.00
山西	53.13	68.75	15.63	21.88	12.50	18.75	9.38	31.25	25.00	28.13	12.50	18.75	25.00	9.38	12.50	21.88	15.63	34.38	15.63
内蒙古	72.73	63.64	18.18	36.36	27.27	27.27	9.09	36.36	9.09	63.64	9.09	36.36	27.27	0.00	9.09	9.09	0.00	45.45	9.09
辽宁	100.00	50.00	25.00	16.67	8.33	33.33	8.33	25.00	25.00	41.67	0.00	33.33	25.00	0.00	16.67	8.33	0.00	75.00	16.67
吉林	41.67	75.00	16.67	0.00	0.00	0.00	8.33	8.33	8.33	8.33	8.33	8.33	8.33	8.33	0.00	16.67	8.33	25.00	8.33
黑龙江	75.00	75.00	25.00	25.00	16.67	16.67	8.33	16.67	25.00	33.33	8.33	16.67	16.67	25.00	8.33	25.00	16.67	41.67	8.33
上海	100.00	100.00	66.67	66.67	83.33	16.67	50.00	33.33	66.67	100.00	33.33	66.67	33.33	0.00	16.67	50.00	66.67	66.67	16.67
江苏	86.21	67.24	32.76	48.28	32.76	24.14	1.72	32.76	43.10	58.62	32.76	41.38	18.97	8.62	20.69	18.97	17.24	53.45	25.86

地区	健康门户系统	预约诊疗系统	远程医疗服务系统	区域医学影像诊断系统	区域心电诊断系统	区域双向转诊系统	免疫规划管理系统	慢性病管理系统	区域健康体检管理系统	区域电子健康档案系统	区域一站式结算系统	区域家庭医生签约管理系统	区域电子病历共享系统	区域血液管理平台	药品供应采购管理系统	突发公共卫生事件应急响应管理系统	医疗机构绩效管理系统	基层卫生机构服务与管理信息系统	村卫生室信息系统
浙江	89.09	83.64	25.45	49.09	30.91	32.73	12.73	25.45	41.82	52.73	21.82	21.82	29.09	7.27	5.45	18.18	65.45	54.55	10.91
安徽	68.00	72.00	20.00	22.00	16.00	22.00	6.00	22.00	24.00	40.00	20.00	32.00	28.00	0.00	2.00	4.00	10.00	56.00	36.00
福建	78.95	63.16	10.53	15.79	15.79	21.05	10.53	10.53	0.00	36.84	5.26	5.26	10.53	10.53	0.00	0.00	5.26	52.63	21.05
江西	70.59	58.82	8.82	8.82	5.88	5.88	0.00	5.88	2.94	17.65	5.88	14.71	8.82	0.00	2.94	0.00	2.94	41.18	26.47
山东	73.68	57.89	14.04	14.04	10.53	10.53	0.00	14.04	10.53	31.58	8.77	21.05	15.79	0.00	3.51	14.04	5.26	38.60	26.32
河南	60.00	80.00	40.00	35.00	30.00	25.00	0.00	5.00	20.00	25.00	15.00	20.00	15.00	5.00	0.00	20.00	5.00	40.00	20.00
湖北	77.50	63.75	17.50	21.25	11.25	12.50	3.75	11.25	11.25	15.00	6.25	12.50	10.00	0.00	3.75	5.00	2.50	56.25	31.25
湖南	53.57	67.86	14.29	10.71	0.00	7.14	7.14	7.14	7.14	14.29	3.57	21.43	7.14	3.57	3.57	7.14	14.29	21.43	10.71
广东	54.33	76.38	11.81	11.81	8.66	12.60	5.51	10.24	11.02	24.41	10.24	14.96	14.96	6.30	3.94	7.09	13.39	44.88	12.60
广西	52.94	88.24	29.41	29.41	0.00	23.53	5.88	0.00	17.65	23.53	5.88	11.76	5.88	0.00	0.00	0.00	5.88	29.41	5.88
海南	83.33	83.33	16.67	16.67	16.67	33.33	16.67	33.33	0.00	50.00	0.00	33.33	33.33	16.67	16.67	0.00	0.00	33.33	16.67
重庆	78.38	59.46	21.62	21.62	18.92	16.22	2.70	18.92	16.22	54.05	18.92	43.24	21.62	0.00	5.41	2.70	10.81	67.57	10.81
四川	75.28	57.30	23.60	30.34	25.84	25.84	12.36	22.47	24.72	28.09	14.61	20.22	22.47	11.24	14.61	12.36	16.85	65.17	24.72
贵州	60.42	54.17	22.92	20.83	20.83	4.17	2.08	10.42	6.25	14.58	4.17	6.25	14.58	2.08	2.08	0.00	8.33	33.33	14.58
云南	52.17	73.91	4.35	8.70	4.35	4.35	0.00	8.70	4.35	8.70	4.35	0.00	17.39	0.00	0.00	8.70	8.70	30.43	4.35
西藏	52.94	64.71	41.18	11.76	0.00	17.65	5.88	17.65	5.88	23.53	0.00	11.76	17.65	0.00	0.00	5.88	0.00	35.29	0.00

续表

地区	健康门户	预约诊疗系统	远程医疗服务系统	区域医学影像诊断系统	区域心电诊断系统	区域双向转诊系统	免疫规划管理系统	慢性病管理系统	区域健康体检管理系统	区域电子健康档案系统	区域一站式结算系统	区域家庭医生签约管理系统	区域电子病历共享系统	区域血液管理平台	药品供应采购管理系统	突发公共卫生事件应急响应处置管理系统	医疗机构绩效管理系统	基层卫生机构服务与管理信息系统	村卫生室信息系统
陕西	82.98	25.53	8.51	2.13	2.13	4.26	17.02	21.28	19.15	27.66	8.51	12.77	10.64	0.00	2.13	6.38	6.38	55.32	19.15
甘肃	65.22	82.61	39.13	43.48	39.13	26.09	26.09	26.09	17.39	47.83	4.35	17.39	34.78	8.70	4.35	13.04	8.70	39.13	21.74
青海	54.55	81.82	27.27	18.18	18.18	9.09	0.00	9.09	0.00	18.18	0.00	9.09	9.09	0.00	0.00	9.09	0.00	18.18	0.00
宁夏	100.00	66.67	66.67	33.33	33.33	33.33	33.33	0.00	0.00	100.00	33.33	33.33	0.00	0.00	0.00	0.00	0.00	0.00	33.33
新疆	68.42	73.68	10.53	5.26	5.26	0.00	0.00	10.53	10.53	15.79	5.26	10.53	10.53	0.00	0.00	0.00	0.00	42.11	26.32

表5-3-2 各级区域应用信息系统覆盖率

单位：%

行政层级	健康门户	预约诊疗系统	远程医疗服务系统	区域医学影像诊断系统	区域心电诊断系统	区域双向转诊系统	免疫规划管理系统	慢性病管理系统	区域健康体检管理系统	区域电子健康档案系统	区域一站式结算系统	区域家庭医生签约管理系统	区域电子病历共享系统	区域血液管理平台	药品供应采购管理系统	突发公共卫生事件应急响应处置管理系统	医疗机构绩效管理系统	基层卫生机构服务与管理信息系统	村卫生室信息系统
省属	87.50	97.50	32.50	7.50	7.50	15.00	32.50	12.50	17.50	32.50	12.50	15.00	10.00	25.00	5.00	25.00	25.00	60.00	15.00
地级市（地区）属	74.04	81.25	25.00	25.48	16.35	22.60	8.17	16.35	15.87	40.38	9.62	17.31	22.60	5.77	3.85	18.27	12.50	38.94	14.90
县级市（区）属	67.12	59.97	17.39	21.56	15.77	14.29	5.12	17.25	18.06	27.36	11.59	20.22	16.04	2.70	6.33	6.33	11.86	48.38	19.68

表 5-3-3　各级区域各建设类别院均应用信息系统数量

单位:个

行政层级	合计	新建	升级改造	运维	政府统建	其他
区域	3.34	1.20	0.19	1.45	0.35	0.15
省属	14.85	3.53	0.83	9.70	0.08	0.73
地级市（地区）属	4.13	1.91	0.25	1.75	0.15	0.06
县级市（区）属	2.50	0.87	0.15	0.92	0.42	0.15

4. 非公立医院

表 5-4-1　各级各类非公立医院临床服务类应用信息系统覆盖率

单位:%

类别	门诊医生工作站	住院医生工作站	电子化病历管理系统	合理用药管理系统	手术麻醉管理系统	临床路径管理系统	重症监护系统	移动医生站
医院级别								
三级	78.36	78.15	76.05	47.69	50.63	40.76	24.58	15.34
三甲	88.24	87.06	85.88	68.24	71.76	62.35	44.71	18.82
其他三级	76.21	76.21	73.91	43.22	46.04	36.06	20.20	14.58
二级	68.94	69.63	65.07	22.96	19.70	16.46	5.20	2.65
一级	63.29	65.45	57.63	16.38	7.37	7.53	2.23	1.95
未定级	61.08	62.55	55.73	17.30	9.99	8.17	2.58	2.12
机构类别								
综合医院	66.46	68.17	61.49	20.45	13.85	11.90	4.65	3.07
中医类医院	65.78	65.97	56.82	17.16	9.20	8.34	2.14	1.05
专科医院	61.48	61.68	56.53	17.75	12.27	10.54	2.77	2.21

表 5-4-2　各级各类非公立医院护理服务类应用信息系统覆盖率

单位:%

类别	分诊管理系统	住院护士工作站	移动护理系统	移动输液系统	护理管理系统
医院级别					
三级	51.47	76.26	27.73	9.87	49.58
三甲	52.94	81.18	47.06	12.94	52.94
其他三级	51.15	75.19	23.53	9.21	48.85
二级	27.37	68.80	3.85	1.94	36.47
一级	18.40	64.35	2.06	1.77	32.21
未定级	19.28	62.03	2.56	1.84	30.80
机构类别					
综合医院	21.60	67.16	3.89	2.61	34.39
中医类医院	19.78	64.82	1.67	0.91	33.08
专科医院	23.59	61.05	3.15	1.53	31.64

表 5-4-3　各级各类非公立医院医技管理类应用信息系统覆盖率

单位:%

类别	临床检验系统	医学影像系统	超声/内镜管理系统	心电管理系统	病理管理系统	输血管理系统	体检管理系统
医院级别							
三级	70.38	69.12	48.74	34.66	29.62	40.55	44.54
三甲	82.35	82.35	65.88	51.76	49.41	67.06	63.53
其他三级	67.77	66.24	45.01	30.95	25.32	34.78	40.41
二级	43.50	40.22	23.85	10.49	11.60	9.54	20.24
一级	21.53	21.35	11.69	7.08	7.83	3.02	7.96
未定级	25.77	24.19	13.64	8.06	7.52	3.88	8.95
机构类别							
综合医院	30.84	30.47	19.06	10.50	10.61	7.20	16.01
中医类医院	27.07	26.60	15.06	7.91	7.01	4.15	9.53
专科医院	29.24	25.85	12.71	6.94	7.97	4.92	7.71

表 5-4-4　各级各类非公立医院医疗与药品管理类应用信息系统覆盖率

单位:%

类别	院内感染管理系统	医务管理系统	病历质控系统	病案管理系统	导诊管理系统	药品管理系统	传染病报告系统
医院级别							
三级	44.96	33.40	50.84	63.45	25.63	63.66	30.88
三甲	68.24	40.00	63.53	64.71	22.35	70.59	41.18
其他三级	39.90	31.97	48.08	63.17	26.34	62.15	28.64
二级	14.19	23.85	28.44	42.94	12.12	53.16	11.88
一级	5.76	19.41	16.49	28.40	6.24	45.85	5.56
未定级	8.03	19.38	18.84	29.15	7.71	46.41	6.71
机构类别							
综合医院	10.47	21.50	21.29	33.47	8.54	48.72	9.70
中医类医院	7.44	19.88	18.11	30.22	6.91	48.52	6.34
专科医院	9.22	20.34	21.95	33.89	9.97	46.94	6.71

表 5-4-5　各级各类非公立医院运营管理类应用信息系统覆盖率

单位:%

类别	门急诊挂号收费管理系统	住院病人入出转系统	住院收费系统	人力资源管理系统	财务管理系统	预算管理系统	绩效管理系统	DRG*管理系统	设备材料管理系统	物资供应管理系统
医院级别										
三级	80.46	65.76	67.02	26.47	47.69	12.61	16.18	16.81	47.90	49.58
三甲	87.06	74.12	75.29	40.00	49.41	16.47	28.24	24.71	55.29	67.06
其他三级	79.03	63.94	65.22	23.53	47.31	11.76	13.55	15.09	46.29	45.78
二级	73.24	56.02	59.16	10.96	37.41	4.96	6.28	10.06	31.03	31.08
一级	68.01	50.56	53.14	7.30	29.95	4.03	4.59	6.12	17.23	14.70
未定级	68.03	48.21	52.02	8.97	30.28	4.79	5.39	7.97	19.99	18.35
机构类别										
综合医院	71.32	53.89	55.45	9.92	33.19	5.08	6.10	8.33	22.20	20.52
中医类医院	68.21	51.00	54.86	6.01	31.46	3.34	4.53	6.29	21.40	18.83
专科医院	68.56	47.39	52.50	9.26	31.75	4.56	5.25	7.71	22.89	22.00

注:*DRG:diagnosis related groups,疾病诊断相关分组。

表 5-4-6　非公立医院院均各建设类别应用信息系统数量

单位:个

类别	合计	新建	升级改造	运维	政府统建	其他
非公立医院	1.60	0.50	0.22	0.70	0.06	0.12
综合医院	1.68	0.52	0.23	0.75	0.06	0.12
中医类医院	1.42	0.42	0.24	0.58	0.04	0.14
专科医院	1.56	0.49	0.21	0.66	0.07	0.13
口腔医院	1.21	0.32	0.10	0.51	0.08	0.20
眼科医院	1.45	0.45	0.17	0.53	0.17	0.14
肿瘤医院	4.95	1.62	0.34	2.92	0.06	0.02
心血管病医院	5.17	1.49	0.23	3.23	0.02	0.21
妇产(科)医院	1.79	0.48	0.26	0.91	0.03	0.11
儿童医院	2.00	0.57	0.17	1.14	0.03	0.08
精神病医院	1.27	0.43	0.20	0.49	0.04	0.11
传染病医院	1.00	1.00	0.00	0.00	0.00	0.00
康复医院	1.80	0.65	0.23	0.74	0.06	0.11

六、功 能 实 现

（一）简要说明

本部分主要介绍全国及 31 个省（自治区、直辖市）各级各类医院、基层医疗卫生机构、各级区域应用信息系统功能开通情况。医院主要包括惠民服务功能、医疗业务功能、医疗质量功能、运营管理功能、医疗协同功能、数据应用功能、移动医疗功能、基础支撑功能开通率等内容。基层医疗卫生机构主要包括惠民服务功能、医疗业务功能、医疗质量功能、运营管理功能、医疗协同功能、数据应用功能开通率等内容。区域部分主要包括惠民服务功能、业务协同功能、业务监管功能、基础支撑功能开通率等内容。

（二）主要指标及计算

信息化功能点开通率（%）：开通某功能点的机构数量 / 总机构数量 ×100%。

（三）数据情况

1. 公立医院

表 6-1-1　各地区公立医院系统业务功能覆盖率

单位：%

地区	惠民服务	医疗业务	医疗质量	运营管理	医疗协同	数据应用	移动医疗	基础支撑
总计	33.90	94.75	50.20	48.06	29.84	38.50	18.12	40.22
东部	37.20	94.75	51.15	51.98	31.29	39.64	23.65	42.14
中部	26.89	95.12	45.95	42.40	25.24	36.01	13.30	36.57
西部	36.47	94.42	52.98	48.66	32.38	39.44	16.06	41.31
北京	31.29	82.31	46.26	49.66	34.01	41.50	22.45	50.34
天津	20.75	98.11	31.13	30.19	15.09	25.47	13.21	29.25
河北	18.77	94.24	29.93	27.70	16.17	23.79	10.22	23.61
山西	15.88	94.99	41.78	36.49	18.94	29.53	8.36	32.31
内蒙古	29.12	94.74	40.70	40.70	26.32	36.84	11.23	32.28
辽宁	16.67	93.27	30.41	30.12	17.25	22.22	9.06	24.85
吉林	20.00	95.12	35.61	35.12	22.44	26.34	6.83	31.22
黑龙江	23.50	96.25	32.50	30.00	16.50	28.00	8.50	25.50
上海	62.09	94.12	69.93	69.28	39.87	50.33	49.02	53.59
江苏	36.04	95.66	60.43	60.16	33.33	44.17	28.18	44.99
浙江	57.14	95.71	70.29	73.71	52.00	55.71	46.57	57.14
安徽	33.92	96.85	57.34	55.94	36.01	41.96	19.58	41.26
福建	42.19	94.94	50.63	57.38	34.18	39.66	26.16	41.77
江西	30.66	93.07	48.54	45.62	26.28	40.88	16.06	39.42
山东	27.55	96.18	45.22	43.31	28.03	35.19	19.11	37.74
河南	25.79	94.91	48.77	44.21	26.84	36.84	14.39	38.77
湖北	33.80	94.18	50.69	42.11	27.98	40.17	19.94	41.55
湖南	31.47	95.43	50.25	49.75	27.92	42.39	11.93	41.37
广东	57.45	95.80	69.75	73.81	41.39	53.98	28.51	58.90
广西	38.38	92.25	54.58	54.58	37.68	43.31	15.85	45.77
海南	37.97	94.94	43.04	39.24	22.78	35.44	8.86	32.91
重庆	41.03	95.90	51.79	48.72	29.74	33.33	17.44	37.95

地区	惠民服务	医疗业务	医疗质量	运营管理	医疗协同	数据应用	移动医疗	基础支撑
四川	45.64	91.29	61.85	58.36	28.22	44.77	18.64	50.70
贵州	39.85	97.32	61.69	55.56	35.63	43.68	19.54	48.66
云南	38.04	98.27	56.48	58.21	36.31	43.80	19.88	44.38
西藏	30.49	92.68	52.44	36.59	30.49	34.15	8.54	32.93
陕西	27.47	96.15	42.03	39.56	23.08	26.65	12.91	32.69
甘肃	34.13	97.12	53.37	38.94	40.38	41.83	16.35	46.15
青海	35.00	92.50	51.25	40.00	38.75	36.25	12.50	41.25
宁夏	45.90	80.33	55.74	54.10	40.98	42.62	19.67	49.18
新疆	30.28	94.17	49.17	39.17	37.22	38.89	13.89	30.00

表 6-1-2　各级各类公立医院系统业务功能覆盖率

单位:%

类别	惠民服务	医疗业务	医疗质量	运营管理	医疗协同	数据应用	移动医疗	基础支撑
机构类别								
综合医院	35.00	94.57	50.78	49.13	31.62	39.07	20.24	40.62
中医类医院	34.34	95.78	52.36	46.76	28.65	38.81	15.06	40.99
专科医院	29.71	93.92	45.44	46.73	25.39	36.19	15.46	38.01
护理院	7.32	90.24	14.63	24.39	14.63	24.39	0.00	19.51
医院级别								
三级	54.49	96.70	70.23	71.05	45.54	52.04	36.80	57.30
三甲	56.67	97.68	71.95	73.82	48.03	53.45	40.94	60.80
其他三级	51.82	95.49	68.12	67.64	42.48	50.32	31.72	53.01
二级	29.43	94.47	48.46	44.07	27.31	36.37	12.92	38.35
一级	13.46	93.15	23.15	21.62	12.15	22.38	2.69	17.31
未定级	17.36	91.32	28.13	29.34	14.58	26.74	5.90	24.31

表 6-1-3　各级各类公立医院系统惠民服务功能点开通率

单位:%

惠民服务	合计	医院级别						机构类别			
		三级医院	三级医院		二级医院	一级医院	未定级	综合医院	中医类医院	专科医院	护理院
			三甲医院	其他三级							
互联网服务	23.33	40.36	45.91	33.54	18.70	9.15	11.46	25.38	20.79	20.12	2.44
预约服务	34.83	54.81	56.93	52.22	33.17	6.77	14.58	34.97	36.64	32.21	4.88
自助服务	32.23	50.37	50.61	50.08	31.11	5.92	12.50	33.24	33.17	27.68	2.44
排队叫号	31.36	50.87	51.71	49.84	29.15	6.31	11.28	32.25	31.66	28.22	2.44
便民结算	30.36	43.52	43.78	43.20	29.21	12.54	16.15	30.61	31.87	27.48	12.20
智能导航	9.70	19.25	22.95	14.72	6.82	2.62	3.47	10.78	8.45	7.77	2.44
信息推送	19.78	33.93	35.85	31.57	16.94	6.00	5.90	20.73	19.24	17.49	2.44
患者定位	4.87	8.60	10.12	6.72	3.76	2.08	2.43	5.44	3.76	4.46	4.88
陪护服务	3.89	6.68	7.87	5.22	3.14	1.08	2.95	4.33	3.39	2.97	4.88
满意度评价	15.59	24.87	26.43	22.94	14.49	4.15	5.38	16.58	15.85	11.82	0.00
信息公开服务	15.94	26.57	27.34	25.63	14.06	4.62	5.56	16.79	15.35	14.04	2.44

表 6-1-4　各级各类公立医院系统医疗业务功能点开通率

单位:%

医疗业务	合计	医院级别						机构类别			
		三级医院	三级医院		二级医院	一级医院	未定级	综合医院	中医类医院	专科医院	护理院
			三甲医院	其他三级							
患者基本信息管理	64.93	68.88	68.28	69.62	68.03	49.15	54.86	63.78	67.50	65.70	46.34
院前急救	15.25	19.57	19.92	19.15	15.47	7.31	10.07	17.69	14.14	7.97	4.88
门诊分诊	40.06	52.36	55.00	49.13	38.93	23.31	27.43	41.69	37.31	39.03	12.20
急诊分级分诊	22.75	35.45	38.10	32.20	19.94	10.31	12.67	25.70	19.74	16.75	7.32
门、急诊电子病历	64.08	74.71	75.56	73.66	65.36	43.31	48.09	63.27	67.21	62.93	34.15
门、急诊处方和处置管理	56.45	64.62	65.38	63.69	55.99	44.92	46.53	55.95	57.59	56.99	41.46
急诊留观	25.91	35.06	34.88	35.28	25.72	11.62	15.10	28.47	27.31	14.38	7.32
申请单管理	41.66	50.55	49.19	52.22	44.07	21.31	23.61	41.77	45.04	36.53	14.63
住院病历书写	73.60	80.32	80.53	80.06	77.44	52.46	55.73	72.22	77.58	72.86	58.54
住院医嘱管理	70.33	76.63	76.08	77.29	73.53	52.08	53.65	69.21	73.36	69.95	63.41
护理记录	67.11	72.61	72.15	73.18	70.65	48.92	51.22	65.97	70.93	65.50	60.98
输液管理	42.81	47.03	44.87	49.68	44.64	31.38	32.29	43.70	45.21	36.12	19.51
非药品医嘱执行	42.05	50.76	49.58	52.22	44.32	22.23	25.00	41.29	46.26	38.62	26.83
临床路径	46.29	62.27	62.28	62.26	48.81	14.54	18.40	47.17	48.77	39.77	14.63
临床辅助决策	19.46	31.51	33.20	29.43	16.72	8.00	9.72	21.12	18.49	14.99	7.32
静脉药物配置中心	14.23	23.34	26.18	19.86	11.70	6.15	9.55	16.26	11.88	10.53	4.88
药品医嘱执行	51.80	57.66	55.83	59.89	54.62	35.31	36.46	51.10	53.74	51.65	41.46
合理用药	47.79	66.18	66.99	65.19	47.76	19.54	21.88	48.72	49.48	42.40	14.63
药事服务	24.95	37.37	39.65	34.57	22.37	11.54	16.49	26.09	24.38	21.94	9.76
医学影像信息管理	64.47	81.85	83.69	79.59	67.85	27.38	34.55	64.59	69.85	56.45	24.39
临床检验信息管理	65.12	80.18	81.43	78.64	69.48	28.69	36.63	64.47	70.68	59.82	21.95
病理管理	27.60	47.74	51.77	42.80	23.47	6.23	12.50	31.35	24.42	18.91	7.32
生物标本库管理	12.16	18.97	19.92	17.80	10.98	3.85	7.64	13.21	11.13	9.93	7.32
手术信息管理	40.06	61.17	63.31	58.54	38.64	11.23	14.06	42.35	44.12	25.66	7.32
麻醉信息管理	37.58	60.67	62.73	58.15	34.54	9.92	13.02	40.18	40.15	24.31	7.32
输血信息管理	32.44	58.12	61.57	53.88	27.58	5.23	9.72	36.99	30.70	18.57	4.88

医疗业务	合计	医院级别						机构类别			
		三级医院	三级医院		二级医院	一级医院	未定级	综合医院	中医类医院	专科医院	护理院
			三甲医院	其他三级							
电生理信息管理	17.96	36.59	41.46	30.62	12.25	4.08	6.77	20.63	14.51	13.64	4.88
透析治疗信息管理	13.26	23.09	24.56	21.28	11.15	3.23	5.90	16.08	11.92	4.86	4.88
放疗信息管理	5.46	7.82	8.64	6.80	4.92	2.77	4.69	6.20	4.39	4.39	4.88
化疗信息管理	5.12	6.57	6.64	6.49	4.88	2.85	5.21	5.85	4.27	3.71	4.88
康复信息管理	10.90	15.20	16.51	13.61	10.10	5.38	9.03	11.13	11.13	9.59	12.20
放射介入信息管理	9.24	14.32	14.96	13.53	8.27	3.38	5.90	10.73	7.57	6.35	4.88
高压氧信息管理	5.79	7.42	8.06	6.65	5.72	2.92	4.86	6.78	4.89	3.44	4.88
供应室管理	18.16	29.38	30.30	28.24	16.31	5.31	8.16	19.83	17.57	13.10	4.88
随访服务管理	13.50	21.92	23.86	19.54	10.25	9.46	9.20	15.31	10.25	12.02	7.32
体检信息管理	42.30	60.18	63.19	56.49	41.42	17.62	18.23	47.07	44.25	21.94	4.88

表 6-1-5　各级各类公立医院系统医疗质量功能点开通率

单位:%

医疗质量	合计	医院级别						机构类别			
		三级医院	三级医院		二级医院	一级医院	未定级	综合医院	中医类医院	专科医院	护理院
			三甲医院	其他三级							
人员权限管理	46.81	51.58	49.84	53.72	50.91	28.31	30.38	44.99	51.19	47.33	24.39
电子病历质量监控管理	43.79	58.40	58.48	58.31	44.40	19.62	21.70	43.26	47.01	41.39	14.63
手术分级管理	21.38	31.58	30.69	32.67	21.35	5.77	6.94	23.04	23.00	12.96	0.00
危急值管理	27.37	39.50	38.17	41.14	27.66	8.38	8.51	28.36	28.57	22.35	2.44
临床路径与单病种管理	29.41	42.38	41.13	43.91	30.48	6.46	8.68	30.63	30.66	23.50	0.00
院内感染管理	36.99	61.49	64.15	58.23	33.70	7.92	10.76	38.88	36.85	30.93	2.44
抗菌药物管理	29.45	39.22	36.43	42.64	30.97	10.85	10.76	29.98	31.07	25.46	4.88
处方点评	25.04	34.64	33.85	35.60	25.90	8.23	8.68	25.08	27.60	21.34	2.44
医疗安全(不良)事件上报	23.41	36.31	35.53	37.26	22.27	6.54	8.16	25.30	20.70	21.20	0.00
传染病信息上报	29.70	44.51	44.36	44.70	28.45	10.15	11.98	30.84	30.87	24.17	2.44
食源性疾病信息上报	15.17	21.60	21.02	22.31	15.66	4.08	4.69	16.42	17.19	7.56	0.00
护理质量管理	21.00	32.61	35.72	28.80	18.90	8.92	9.38	21.65	21.04	18.77	9.76
卫生应急管理	6.05	7.78	8.51	6.88	5.86	4.00	3.82	6.83	5.60	3.92	0.00

表 6-1-6　各级各类公立医院系统运营管理功能点开通率

单位：%

运营管理	合计	医院级别						机构类别			
		三级医院	三级医院		二级医院	一级医院	未定级	综合医院	中医类医院	专科医院	护理院
			三甲医院	其他三级							
挂号服务	58.03	63.98	62.73	65.51	61.54	38.62	42.88	56.33	61.98	59.01	26.83
实名建档	45.19	55.03	54.16	56.09	47.81	22.31	26.56	43.90	50.02	43.28	12.20
业务结算与收费	58.08	64.94	65.05	64.79	59.79	43.00	44.10	56.47	61.56	59.08	41.46
住院患者入、出、转	57.20	63.20	62.22	64.40	59.81	41.92	40.10	55.77	61.48	56.25	39.02
病区（房）床位管理	48.39	52.79	49.97	56.25	52.36	32.54	28.99	47.00	52.99	46.79	31.71
财务管理	47.77	59.01	61.19	56.33	47.42	31.69	32.12	47.42	49.60	46.73	26.83
预算管理	19.29	34.60	38.49	29.83	14.68	7.85	9.55	20.17	18.74	17.15	7.32
成本核算	20.01	33.39	36.04	30.14	16.62	8.69	9.03	21.00	19.57	17.29	7.32
绩效考核	19.97	35.10	38.43	31.01	16.39	6.62	6.60	21.07	20.37	15.53	4.88
基本药物监管	28.29	34.39	32.88	36.23	29.15	17.38	15.80	28.38	30.07	25.73	4.88
药品物流管理	20.75	28.60	29.14	27.93	19.58	11.69	12.85	21.58	21.04	17.56	4.88
发药管理	45.97	51.58	49.58	54.03	47.30	34.62	32.99	44.32	50.56	45.10	39.02
临床试剂管理	13.43	19.18	19.21	19.15	13.13	5.31	6.25	14.37	13.26	10.33	4.88
高值耗材管理	28.23	43.37	43.39	43.35	27.41	6.92	9.20	29.14	31.16	20.53	9.76
物资管理	40.67	56.91	57.38	56.33	40.68	14.69	19.79	40.74	43.04	37.20	17.07
固定资产管理	27.53	42.34	42.88	41.69	26.11	7.62	12.15	28.11	28.36	24.31	14.63
医疗设备管理	23.28	35.45	35.46	35.44	22.21	7.08	9.55	24.45	24.01	18.16	4.88
医疗废弃物管理	7.82	11.12	11.48	10.68	6.90	5.00	5.90	8.05	7.40	7.77	2.44
人力资源管理	18.72	37.76	42.68	31.72	12.78	5.08	6.94	20.98	14.81	16.81	2.44

表 6-1-7　各级各类公立医院系统医疗协同功能点开通率

单位:%

医疗协同	合计	医院级别						机构类别			
		三级医院	三级医院		二级医院	一级医院	未定级	综合医院	中医类医院	专科医院	护理院
			三甲医院	其他三级							
多学科协作诊疗	7.28	12.86	13.99	11.47	6.18	1.31	2.78	8.77	5.35	4.79	2.44
电子病历和健康档案调阅	23.98	30.62	30.63	30.62	23.98	13.62	14.93	24.24	24.38	22.75	9.76
远程会诊	15.30	20.00	20.37	19.54	16.25	5.38	6.60	16.35	16.27	10.06	2.44
远程影像诊断	13.08	16.70	16.12	17.41	13.88	5.38	5.90	14.88	13.01	6.62	0.00
分级诊疗	8.10	10.76	9.93	11.79	8.33	3.31	3.99	8.88	8.28	5.06	0.00
双向转诊	10.50	12.75	11.73	14.00	11.19	5.00	6.08	10.99	11.71	6.95	0.00
区域影像共享	11.29	14.25	11.80	17.25	12.15	4.15	5.73	12.31	11.13	7.97	0.00
区域病理共享	5.22	7.28	6.58	8.15	4.94	2.69	3.30	6.02	4.68	3.17	0.00
区域检验共享	8.51	10.48	9.67	11.47	8.96	4.00	5.21	9.23	8.53	5.94	0.00

表 6-1-8　各级各类公立医院系统数据应用功能点开通率

单位:%

数据应用	合计	医院级别						机构类别			
		三级医院	三级医院		二级医院	一级医院	未定级	综合医院	中医类医院	专科医院	护理院
			三甲医院	其他三级							
医院数据报送	28.97	36.73	35.98	37.66	29.19	16.23	17.88	29.21	30.32	26.40	9.76
医疗质量监控	22.21	34.56	36.17	32.59	20.51	7.38	9.72	23.57	21.41	18.43	17.07
医院信息综合查询	31.08	37.55	37.07	38.13	32.78	15.85	19.44	30.35	34.42	29.10	9.76
医保监控	17.31	23.80	25.40	21.84	15.51	12.46	11.81	18.32	16.27	15.19	14.63
临床科研数据管理	7.02	15.17	19.99	9.26	3.86	3.23	2.60	7.64	5.77	6.75	2.44
医院运营决策管理	14.45	27.18	30.82	22.71	10.80	4.54	5.73	15.94	12.38	12.42	2.44

表 6-1-9　各级各类公立医院系统移动医疗功能点开通率

单位:%

移动医疗	合计	医院级别						机构类别			
		三级医院	三级医院		二级医院	一级医院	未定级	综合医院	中医类医院	专科医院	护理院
			三甲医院	其他三级							
移动终端管理	6.05	12.79	13.35	12.10	3.96	0.92	2.43	6.92	4.52	5.33	0.00
移动输液	7.49	17.23	19.60	14.32	4.29	0.77	2.26	8.60	5.77	6.21	0.00
移动药师	1.65	3.23	3.74	2.61	1.00	0.77	1.39	1.85	1.25	1.55	0.00
移动术前访视	1.85	3.84	4.58	2.93	1.10	0.69	1.04	2.24	1.30	1.28	0.00
移动物流	1.53	3.16	3.74	2.45	0.88	0.69	1.04	1.76	1.05	1.49	0.00
移动查房	8.34	18.72	21.28	15.59	5.10	1.00	1.74	9.11	6.73	8.24	0.00
移动医生	9.08	19.50	21.73	16.77	5.90	1.38	2.60	9.85	7.82	8.37	2.44
移动护理	17.08	37.26	42.75	30.54	11.08	1.54	4.51	18.85	13.76	16.14	0.00

表 6-1-10　各级各类公立医院系统基础支撑功能点开通率

单位:%

基础支撑	合计	医院级别						机构类别			
		三级医院	三级医院		二级医院	一级医院	未定级	综合医院	中医类医院	专科医院	护理院
			三甲医院	其他三级							
数据交换	24.43	34.96	36.04	33.62	23.90	9.31	11.63	24.22	25.89	23.36	7.32
数据存储	30.32	37.30	36.94	37.74	32.13	14.23	17.19	29.26	33.63	29.51	14.63
数据质量	18.25	27.82	27.85	27.77	17.31	5.38	8.51	18.51	18.49	17.15	7.32
医院信息平台服务	25.30	41.10	46.42	34.57	21.21	11.54	13.89	26.25	23.80	24.51	9.76
全院业务协同	18.76	30.16	31.91	28.01	16.74	6.54	7.81	19.20	18.40	18.10	2.44
平台配置及服务监控	11.42	22.31	25.73	18.12	7.92	4.15	4.34	12.49	9.54	10.60	2.44
医院门户	10.58	19.82	21.92	17.25	8.14	2.85	3.65	10.99	10.16	9.99	0.00
单点登录	13.44	23.30	24.95	21.28	11.08	4.69	5.03	13.42	13.89	13.17	0.00

2．基层医疗卫生机构

表 6-2-1　各地区基层医疗卫生机构系统业务功能覆盖率

单位：%

地区	惠民服务	医疗业务	医疗质量	运营管理	医疗协同	数据应用
总计	22.26	90.65	23.32	22.54	18.66	25.87
东部	26.86	90.20	26.19	28.84	23.43	27.80
中部	18.96	91.57	20.82	18.21	15.49	25.36
西部	21.13	90.27	22.99	20.86	17.30	24.68
北京	16.77	65.22	24.22	26.09	22.98	17.39
天津	18.38	94.05	20.00	24.86	28.65	36.22
河北	15.21	88.38	8.33	9.02	7.34	19.95
山西	23.46	85.73	15.74	14.08	14.37	21.21
内蒙古	15.21	90.02	8.88	9.25	8.39	21.17
辽宁	12.33	89.16	5.42	13.14	5.96	15.58
吉林	9.15	84.69	8.35	15.71	6.56	19.28
黑龙江	13.66	90.73	14.67	13.66	10.29	21.42
上海	42.57	97.99	54.62	54.22	42.97	39.76
江苏	26.57	89.55	36.32	28.83	25.87	31.27
浙江	34.89	91.33	29.76	37.97	33.41	29.87
安徽	25.54	94.55	29.26	23.55	23.72	32.12
福建	28.09	93.35	25.37	21.17	20.22	30.53
江西	18.62	95.15	24.46	18.38	19.23	28.31
山东	25.11	88.60	19.85	20.48	16.91	31.31
河南	14.98	93.64	21.17	18.30	15.09	24.89
湖北	19.81	92.25	20.95	18.66	14.35	26.67
湖南	20.46	89.92	20.71	18.90	13.20	23.72
广东	37.16	92.00	40.39	51.28	39.13	29.69
广西	18.42	89.47	20.18	20.18	12.57	30.41
海南	21.99	94.24	24.08	12.04	6.81	23.04
重庆	27.48	90.97	24.75	23.23	30.43	26.27
四川	16.87	90.13	23.42	28.43	13.61	20.10
贵州	30.13	92.74	29.43	22.99	25.35	36.50

地区	惠民服务	医疗业务	医疗质量	运营管理	医疗协同	数据应用
云南	22.27	92.98	27.54	22.74	18.58	35.21
西藏	21.26	84.05	24.25	8.97	14.95	13.62
陕西	14.27	85.63	15.21	13.71	13.05	13.90
甘肃	12.54	93.39	14.92	11.86	11.36	16.44
青海	25.89	93.40	20.81	13.71	20.30	19.29
宁夏	22.06	88.24	22.06	12.50	21.32	15.44
新疆	35.29	87.85	35.58	17.42	21.38	30.31

表 6-2-2　各类基层医疗卫生机构系统业务功能覆盖率

单位:%

类别	惠民服务	医疗业务	医疗质量	运营管理	医疗协同	数据应用
基层医疗卫生机构	22.26	90.65	23.32	22.54	18.66	25.87
社区卫生服务中心	28.61	88.56	24.23	28.82	22.97	26.65
卫生院	20.55	91.21	23.08	20.85	17.51	25.66

表 6-2-3　各类基层医疗卫生机构系统惠民服务功能点开通率

单位:%

惠民服务	合计	机构类别	
		社区卫生服务中心	卫生院
互联网服务	12.82	13.88	12.53
预约服务	8.08	17.43	5.56
自助服务	7.09	15.18	4.91
排队叫号	8.83	19.47	5.97
便民结算	15.88	20.12	14.74

表 6-2-4　各类基层医疗卫生机构系统医疗业务功能点开通率

单位:%

医疗业务	合计	机构类别	
		社区卫生服务中心	卫生院
患者基本信息管理	47.48	50.53	46.66
门诊分诊	26.98	31.91	25.66
门诊电子病历	45.82	51.94	44.17
门诊处方和处置管理	43.88	47.12	43.00
申请单管理	19.86	24.07	18.73
住院病历书写	45.00	36.00	47.42
住院医嘱管理	44.24	35.85	46.49
护理记录	43.02	36.32	44.82
输液管理	30.85	30.78	30.86
非药品医嘱执行	19.84	22.08	19.24
药品医嘱执行	28.95	30.29	28.59
合理用药	21.59	25.84	20.44
药事服务	16.24	19.74	15.29
临床检验信息管理	25.05	30.13	23.68
医学影像信息管理	24.40	29.07	23.14
体检信息管理	20.05	29.44	17.52

表 6-2-5　各类基层医疗卫生机构系统医疗质量功能点开通率

单位:%

医疗质量	合计	机构类别	
		社区卫生服务中心	卫生院
电子病历质量监控管理	11.82	13.16	11.46
处方点评	8.26	11.15	7.48
传染病信息上报	9.38	12.24	8.62

表 6-2-6　各类基层医疗卫生机构系统运营管理功能点开通率

单位:%

运营管理	合计	机构类别	
		社区卫生服务中心	卫生院
挂号服务	23.57	35.73	20.29
实名建档	18.31	28.44	15.58
业务结算与收费	31.30	36.13	30.00
住院患者入、出、转	24.89	22.96	25.41
病区(房)床位管理	18.01	17.91	18.04
财务管理	24.88	25.82	24.62
预算管理	7.00	7.20	6.94
成本核算	5.57	6.69	5.27
绩效考核	6.83	9.70	6.05
基本药物监管	12.21	16.93	10.94
药品物流管理	7.83	10.37	7.14
发药管理	21.52	28.55	19.62
物资管理	8.82	12.14	7.92
固定资产管理	5.93	7.46	5.52
人力资源管理	4.96	6.52	4.55

表 6-2-7　各类基层医疗卫生机构系统医疗协同功能点开通率

单位:%

医疗协同	合计	机构类别	
		社区卫生服务中心	卫生院
多学科协作诊疗	2.13	3.14	1.85
电子病历和健康档案调阅	10.66	14.51	9.62
远程会诊	8.50	8.99	8.37
远程影像诊断	7.99	9.86	7.48
分级诊疗	6.77	11.07	5.61
双向转诊	9.84	16.25	8.11
区域影像共享	6.38	9.42	5.57
区域病理共享	2.98	4.29	2.62
区域检验共享	5.17	7.85	4.45

表 6-2-8　各类基层医疗卫生机构系统数据应用功能点开通率

单位:%

数据应用	合计	机构类别	
		社区卫生服务中心	卫生院
医院信息综合查询	11.26	13.32	10.70

3. 各级区域

表 6-3-1　各地区系统业务功能覆盖率

单位:%

地区	惠民服务	业务协同	业务监管	基础支撑
总计	52.12	53.03	49.80	56.87
东部	65.52	65.25	59.15	68.97
中部	52.99	51.87	48.51	56.72
西部	36.81	40.58	40.58	43.77
北京	100.00	66.67	66.67	100.00
天津	50.00	33.33	66.67	50.00
河北	35.71	42.86	21.43	53.57
山西	59.38	53.13	59.38	50.00
内蒙古	90.91	63.64	72.73	81.82
辽宁	50.00	16.67	50.00	50.00
吉林	41.67	58.33	41.67	58.33
黑龙江	66.67	41.67	50.00	50.00
上海	100.00	66.67	83.33	100.00
江苏	67.24	79.31	65.52	84.48
浙江	70.91	74.55	65.45	76.36
安徽	62.00	60.00	52.00	56.00
福建	68.42	47.37	36.84	52.63
江西	50.00	44.12	44.12	38.24
山东	61.40	68.42	50.88	66.67
河南	60.00	55.00	60.00	60.00
湖北	43.75	48.75	38.75	67.50
湖南	53.57	53.57	57.14	57.14
广东	69.29	66.93	67.72	66.14
广西	41.18	58.82	52.94	47.06
海南	83.33	66.67	66.67	66.67
重庆	54.05	56.76	45.95	81.08
四川	4.49	3.37	5.62	3.37
贵州	41.67	45.83	52.08	62.50

续表

地区	惠民服务	业务协同	业务监管	基础支撑
云南	47.83	52.17	65.22	34.78
西藏	35.29	41.18	29.41	47.06
陕西	42.55	53.19	44.68	57.45
甘肃	52.17	65.22	78.26	60.87
青海	45.45	45.45	45.45	45.45
宁夏	66.67	66.67	66.67	66.67
新疆	52.63	57.89	52.63	36.84

表 6-3-2　各级区域系统业务功能覆盖率

单位:%

行政层级	惠民服务	业务协同	业务监管	基础支撑
区域	52.12	53.03	49.80	56.87
省属	82.50	75.00	82.50	82.50
地级市(地区)属	74.52	65.38	61.06	74.52
县级市(区)属	44.20	48.38	44.88	50.54

表 6-3-3　各级区域系统惠民服务功能点开通率

单位:%

惠民服务	合计	行政层级		
		省属	地级市(地区)属	县级市(区)属
预约挂号	27.78	45.00	44.23	22.24
智能导诊	14.65	20.00	27.88	10.65
双向转诊	20.81	27.50	30.29	17.79
统一支付服务	18.08	20.00	25.00	16.04
检验检查报告查询	24.44	35.00	40.38	19.41
出院患者随访服务	12.12	7.50	11.54	12.53
出院患者膳食指南	4.95	7.50	7.21	4.18
家庭医生签约服务	24.14	25.00	24.52	23.99
中医治未病服务	6.87	7.50	8.17	6.47
健康档案查询	33.03	40.00	46.15	28.98
健康评估	16.87	17.50	20.67	15.77
慢性病管理	23.64	25.00	26.92	22.64
精神疾病管理	12.32	17.50	12.98	11.86
接种免疫服务	11.01	35.00	12.50	9.30
医养服务	6.57	10.00	8.65	5.80
用药服务	13.03	22.50	13.46	12.40
健康教育	18.28	32.50	24.52	15.77
新农合结算服务	10.10	10.00	5.29	11.46
生育登记网上办理	9.80	25.00	8.17	9.43
计划生育药具网上配送	3.43	5.00	2.88	3.50
计划生育服务和指导	5.25	15.00	7.69	4.04
医疗信息分级公开	5.66	7.50	7.69	4.99
贫困人口健康信息服务	6.06	15.00	5.77	5.66

表 6-3-4　各级区域系统业务协同功能点开通率

单位:%

业务协同	合计	行政层级		
		省属	地级市(地区)属	县级市(区)属
疾病监测业务协同	10.00	17.50	18.75	7.14
疾病管理业务协同	10.00	22.50	14.90	7.95
突发公共卫生事件应急指挥协同	8.69	17.50	17.79	5.66
妇幼健康业务协同	12.83	40.00	24.52	8.09
卫生计生监督应用协同	7.27	12.50	10.10	6.20
血液安全管理业务协同	5.05	22.50	8.17	3.23
院前急救业务协同	5.96	12.50	11.06	4.18
分级诊疗协同	15.45	22.50	24.04	12.67
医疗医药联动应用协同	4.75	12.50	4.33	4.45
药品(耗材)采购使用联动应用协同	4.04	5.00	4.81	3.77
计划生育业务协同	10.91	30.00	9.62	10.24
出生人口监测业务协同	10.40	32.50	9.13	9.57
跨境重大疫情防控协同	2.93	2.50	3.85	2.70
药品(疫苗)监管协同	4.55	10.00	5.77	3.91
食品安全防控协同	2.83	5.00	2.88	2.70
医保业务监管协同	5.35	2.50	7.21	4.99
爱国卫生与健康危害因素应用协同	3.03	7.50	2.88	2.83
健康促进与教育业务协同	4.24	7.50	4.81	3.91

表 6-3-5 各级区域系统业务监管功能点开通率

单位:%

业务监管	合计	行政层级		
		省属	地级市（地区）属	县级市（区）属
医改进展监测	8.69	20.00	14.90	6.33
综合业务监管	21.72	45.00	35.58	16.58
卫生服务资源监管	13.33	30.00	26.44	8.76
医务人员职业行为监管	8.69	22.50	16.35	5.80
医疗行为监管	12.73	35.00	23.56	8.49
传染性疾病管理业务监管	8.18	25.00	12.98	5.93
慢性病管理业务监管	13.54	27.50	18.75	11.32
精神疾病业务监管	8.59	15.00	12.98	7.01
预防接种业务监管	8.48	22.50	13.94	6.20
妇女保健业务监管	11.41	35.00	20.19	7.68
儿童保健业务监管	10.20	20.00	18.27	7.41
国家基本公共卫生服务项目监管	12.53	32.50	16.35	10.38
食品安全监测业务监管	3.43	10.00	4.81	2.70
医院运营情况监管	9.39	20.00	14.42	7.41
基建装备管理	3.23	7.50	4.33	2.70
预约挂号业务监管	7.17	10.00	13.94	5.12
检验检查互认业务监管	7.68	17.50	12.02	5.93
医疗质量情况监管	9.49	27.50	16.35	6.60
医院感染情况监管	5.05	7.50	8.17	4.04
基层医疗卫生机构绩效考核监管	10.40	20.00	10.10	9.97
中医药服务项目监管	6.06	12.50	7.21	5.39
基本药物运行情况监管	6.67	15.00	7.69	5.93
合理用药业务监管	10.30	12.50	12.98	9.43
健康促进与教育业务监管	4.14	7.50	6.25	3.37
人口决策支持管理	11.21	32.50	12.02	9.84
人口信息服务与监管	12.63	42.50	12.50	11.05
远程医疗业务监管	11.72	25.00	15.87	9.84
电子证照管理	4.95	22.50	5.77	3.77
居民健康卡应用监督	9.80	32.50	19.71	5.80

表 6-3-6 各级区域系统基础支撑功能点开通率

单位:%

基础支撑	合计	行政层级		
		省属	地级市(地区)属	县级市(区)属
数据规范上报和共享	25.45	47.50	46.63	18.33
平台主索引	20.10	32.50	38.46	14.29
注册服务	17.47	27.50	33.65	12.40
数据采集与交换	28.28	52.50	49.52	21.02
信息资源管理	23.94	40.00	39.42	18.73
信息资源存储	24.55	42.50	40.87	19.00
信息资源目录	18.89	40.00	33.17	13.75
全程健康档案服务	20.81	42.50	36.06	15.36
区域业务协同	25.66	35.00	40.38	21.02
信息安全	17.88	30.00	30.77	13.61
平台管理	25.76	47.50	39.90	20.62
居民健康卡注册管理	14.85	47.50	30.77	8.63
大数据应用支撑	18.59	52.50	34.62	12.26

4. 非公立医院

表 6-4-1　各级各类非公立医院系统业务功能覆盖率

单位:%

类别	惠民服务	医疗业务	医疗质量	运营管理	医疗协同	数据应用	移动医疗	基础支撑
机构类别								
综合医院	10.74	94.31	25.31	24.65	12.09	23.59	3.62	18.43
中医类医院	8.01	93.57	22.93	22.93	11.34	21.93	2.81	18.21
专科医院	9.70	90.17	25.87	28.36	13.01	24.86	3.70	20.49
医院级别								
三级	30.88	91.39	53.36	54.62	32.98	43.28	20.59	46.43
三甲	34.12	94.12	63.53	62.35	37.65	50.59	35.29	50.59
其他三级	30.18	90.79	51.15	52.94	31.97	41.69	17.39	45.52
二级	11.22	92.77	31.27	29.97	15.38	26.71	4.16	23.71
一级	8.40	93.62	21.34	21.46	9.76	21.56	2.45	15.83
未定级	9.27	91.99	23.04	25.39	11.37	22.63	2.86	17.70

表 6-4-2　各级各类非公立医院系统惠民服务功能点开通率

单位:%

惠民服务	合计	医院级别						机构类别		
		三级医院	三级医院		二级医院	一级医院	未定级	综合医院	中医类医院	专科医院
			三甲医院	其他三级						
互联网服务	8.06	25.63	36.47	23.27	9.14	6.22	8.10	8.10	7.53	8.68
预约服务	8.43	38.45	45.88	36.83	13.58	4.53	6.93	6.91	7.24	11.83
自助服务	5.45	31.72	44.71	28.90	8.55	2.65	4.42	5.40	5.20	5.96
排队叫号	8.47	38.24	42.35	37.34	13.60	4.50	7.10	7.34	7.86	11.12
便民结算	12.00	27.73	30.59	27.11	13.70	10.44	11.35	12.20	12.63	11.94
智能导航	2.33	11.55	10.59	11.76	3.02	1.59	1.97	2.34	1.95	2.52
信息推送	5.24	26.89	30.59	26.09	7.20	3.44	4.16	5.06	4.34	6.16
患者定位	2.02	7.98	10.59	7.42	2.41	1.48	1.89	2.08	1.62	1.97
陪护服务	2.36	6.93	4.71	7.42	3.21	1.60	2.28	2.46	1.91	2.28
满意度评价	4.55	20.80	22.35	20.46	6.83	2.59	3.92	4.24	3.53	5.60
信息公开服务	5.06	19.54	17.65	19.95	7.06	3.33	4.50	4.95	4.39	5.63

表 6-4-3　各级各类非公立医院系统医疗业务功能点开通率

单位:%

医疗业务	合计	医院级别						机构类别		
		三级医院	三级医院		二级医院	一级医院	未定级	综合医院	中医类医院	专科医院
			三甲医院	其他三级						
患者基本信息管理	55.58	67.86	72.94	66.75	63.18	51.89	53.43	54.31	54.15	58.79
院前急救	11.83	17.86	14.12	18.67	15.56	10.17	10.55	13.15	8.82	10.86
门诊分诊	34.42	53.78	48.24	54.99	41.40	30.27	32.73	32.89	32.36	38.55
急诊分级分诊	14.51	29.62	34.12	28.64	18.94	12.39	12.50	15.81	9.87	14.33
门、急诊电子病历	46.72	69.96	74.12	69.05	55.36	43.39	42.32	47.03	45.09	47.58
门、急诊处方和处置管理	42.16	59.45	64.71	58.31	48.82	39.83	38.49	43.78	39.51	41.18
急诊留观	14.96	32.35	43.53	29.92	20.55	12.17	12.74	16.78	10.87	13.91
申请单管理	25.39	44.75	52.94	42.97	32.57	22.03	22.52	26.93	22.26	24.30
住院病历书写	62.11	77.31	83.53	75.96	68.59	59.58	59.06	63.10	61.82	60.39
住院医嘱管理	61.51	73.11	76.47	72.38	67.03	60.04	58.11	62.64	61.58	59.44
护理记录	58.13	71.64	75.29	70.84	63.96	55.79	55.47	59.31	57.82	56.11
输液管理	38.23	48.53	47.06	48.85	42.21	36.61	36.34	40.94	36.61	34.12
非药品医嘱执行	27.57	47.69	51.76	46.80	35.00	23.54	25.32	27.87	26.69	27.32
临床路径	21.60	43.28	61.18	39.39	27.42	18.77	18.87	22.44	19.21	21.55
临床辅助决策	11.98	21.85	24.71	21.23	14.53	10.49	11.09	12.73	8.87	11.92
静脉药物配置中心	11.95	19.75	17.65	20.20	13.56	11.08	11.16	12.70	9.91	11.47
药品医嘱执行	42.01	56.30	54.12	56.78	48.11	39.05	39.88	42.34	39.94	41.60
合理用药	24.96	50.21	62.35	47.57	29.24	22.20	23.04	25.89	22.69	24.23
药事服务	17.41	30.04	32.94	29.41	20.36	15.22	16.89	17.55	15.92	17.24
医学影像信息管理	29.20	66.18	76.47	63.94	41.10	22.45	25.56	30.71	26.07	28.45
临床检验信息管理	30.08	65.55	72.94	63.94	43.13	22.83	26.36	30.89	26.22	30.73
病理管理	14.36	31.72	44.71	28.90	16.82	12.39	13.51	15.50	10.39	14.09
生物标本库管理	8.25	16.60	20.00	15.86	10.06	6.87	7.91	8.80	5.20	8.44
手术信息管理	21.15	55.25	65.88	52.94	30.02	15.55	18.61	22.05	16.06	22.79
麻醉信息管理	17.02	47.27	58.82	44.76	23.36	12.59	15.27	18.34	12.49	17.32
输血信息管理	11.44	41.39	56.47	38.11	16.13	8.01	9.68	12.55	8.10	11.12

医疗业务	合计	三级医院	三级医院		二级医院	一级医院	未定级	综合医院	中医类医院	专科医院
			三甲医院	其他三级						
电生理信息管理	7.53	23.95	31.76	22.25	8.46	6.20	7.11	8.13	4.43	7.60
透析治疗信息管理	7.77	16.39	16.47	16.37	10.34	6.20	7.08	8.70	4.77	7.27
放疗信息管理	6.36	10.29	8.24	10.74	6.94	5.81	6.28	6.79	3.86	6.42
化疗信息管理	6.27	9.87	5.88	10.74	6.90	5.77	6.11	6.70	3.67	6.38
康复信息管理	10.93	13.87	10.59	14.58	13.68	9.00	11.07	10.51	9.77	10.99
放射介入信息管理	7.51	15.97	12.94	16.62	8.62	6.51	7.21	8.10	4.81	7.42
高压氧信息管理	6.82	9.66	8.24	9.97	7.72	6.09	6.84	7.17	4.10	7.11
供应室管理	9.86	25.00	29.41	24.04	13.13	7.65	8.88	10.62	6.58	9.92
随访服务管理	9.18	17.65	15.29	18.16	10.82	7.87	8.90	9.20	6.10	10.30
体检信息管理	14.77	42.23	60.00	38.36	21.40	10.76	12.48	17.71	10.39	11.87

表 6-4-4　各级各类非公立医院系统医疗质量功能点开通率

单位:%

医疗质量	合计	医院级别						机构类别		
		三级医院	三级医院		二级医院	一级医院	未定级	综合医院	中医类医院	专科医院
			三甲医院	其他三级						
人员权限管理	32.64	47.27	47.06	47.31	40.79	28.81	30.04	30.91	33.84	35.05
电子病历质量监控管理	22.60	46.43	54.12	44.76	31.32	17.70	20.17	21.65	21.45	24.83
手术分级管理	10.42	33.61	38.82	32.48	16.30	6.98	8.34	10.36	8.15	11.90
危急值管理	10.59	35.08	40.00	34.02	17.60	6.17	8.81	10.33	8.72	11.81
临床路径与单病种管理	9.69	27.52	41.18	24.55	15.04	6.80	7.75	9.91	8.01	10.24
院内感染管理	11.00	42.86	65.88	37.85	15.80	7.04	9.68	11.04	9.77	11.50
抗菌药物管理	13.32	35.29	40.00	34.27	18.80	9.73	11.85	13.49	11.49	13.76
处方点评	10.64	28.57	32.94	27.62	15.00	7.55	9.73	10.55	9.96	11.14
医疗安全(不良)事件上报	9.71	28.57	32.94	27.62	13.77	6.65	8.92	9.63	7.20	10.68
传染病信息上报	9.56	29.83	36.47	28.39	13.53	6.84	8.25	10.51	7.29	9.02
食源性疾病信息上报	4.58	12.39	16.47	11.51	6.33	3.37	4.12	5.12	3.67	4.01
护理质量管理	11.64	26.26	35.29	24.30	14.97	9.28	10.87	11.51	10.44	12.05
卫生应急管理	5.59	9.03	4.71	9.97	6.94	4.70	5.42	5.59	4.72	5.74

表 6-4-5　各级各类非公立医院系统运营管理功能点开通率

单位:%

运营管理	合计	医院级别						机构类别		
		三级医院	三级医院		二级医院	一级医院	未定级	综合医院	中医类医院	专科医院
			三甲医院	其他三级						
挂号服务	40.28	57.56	56.47	57.80	50.19	33.60	39.85	37.76	41.61	44.06
实名建档	26.39	49.58	50.59	49.36	35.26	20.52	25.19	24.15	25.12	30.42
业务结算与收费	41.55	55.46	58.82	54.73	47.47	37.74	40.74	40.49	43.04	42.78
住院患者入、出、转	43.71	55.25	54.12	55.50	49.93	40.24	42.43	43.23	44.71	43.51
病区(房)床位管理	35.77	48.95	45.88	49.62	43.10	31.53	34.50	34.90	36.70	36.11
财务管理	33.37	44.54	45.88	44.25	39.75	29.78	32.16	32.87	32.89	34.63
预算管理	10.93	21.22	23.53	20.72	12.90	9.31	10.63	10.86	10.20	11.34
成本核算	13.07	22.90	27.06	21.99	15.73	10.98	12.89	12.76	12.77	13.93
绩效考核	9.73	18.49	21.18	17.90	11.79	8.00	9.66	9.46	9.15	10.44
基本药物监管	18.11	32.98	34.12	32.74	22.20	15.34	17.26	18.03	17.68	18.05
药品物流管理	15.20	29.20	32.94	28.39	18.66	12.74	14.51	15.11	13.92	15.49
发药管理	34.75	49.79	51.76	49.36	40.53	31.26	33.51	34.31	35.56	34.76
临床试剂管理	8.51	17.44	23.53	16.11	11.53	6.30	8.30	8.75	7.82	8.53
高值耗材管理	13.69	34.87	42.35	33.25	20.29	9.45	12.28	13.29	13.11	14.86
物资管理	19.74	43.70	50.59	42.20	29.38	13.97	17.72	18.85	19.35	21.22
固定资产管理	12.51	28.15	34.12	26.85	19.25	8.47	11.20	12.12	10.92	13.76
医疗设备管理	12.27	27.31	25.88	27.62	17.43	9.06	11.15	12.10	10.72	13.07
医疗废弃物管理	7.85	11.97	7.06	13.04	9.78	6.70	7.49	7.94	7.15	7.86
人力资源管理	8.64	23.74	25.88	23.27	10.72	6.51	8.51	8.46	6.77	9.59

表 6-4-6　各级各类非公立医院系统医疗协同功能点开通率

单位:%

医疗协同	合计	医院级别						机构类别		
		三级医院	三级医院		二级医院	一级医院	未定级	综合医院	中医类医院	专科医院
			三甲医院	其他三级						
多学科协作诊疗	2.54	8.40	10.59	7.93	3.68	1.74	2.17	2.71	2.24	2.37
电子病历和健康档案调阅	11.42	19.75	24.71	18.67	15.02	9.42	10.51	11.00	11.01	12.16
远程会诊	3.57	10.71	12.94	10.23	4.75	3.18	2.53	3.75	3.34	3.32
远程影像诊断	4.30	7.98	8.24	7.93	5.98	3.78	3.36	4.98	3.91	3.39
分级诊疗	2.94	6.09	3.53	6.65	3.66	2.37	2.86	2.97	2.91	2.81
双向转诊	3.28	4.83	4.71	4.86	4.09	2.90	3.01	3.58	2.48	2.99

表 6-4-7　各级各类非公立医院系统数据应用功能点开通率

单位:%

数据应用	合计	医院级别						机构类别		
		三级医院	三级医院		二级医院	一级医院	未定级	综合医院	中医类医院	专科医院
			三甲医院	其他三级						
医院数据报送	19.70	25.63	28.24	25.06	23.26	18.38	18.11	19.83	19.30	19.43
医疗质量监控	11.45	24.16	34.12	21.99	15.00	9.37	10.31	11.61	10.30	11.54
医院信息综合查询	19.11	29.83	34.12	28.90	24.02	16.81	17.37	19.38	18.59	18.83
医保监控	15.37	23.11	28.24	21.99	17.81	13.69	15.01	15.18	14.68	15.42
临床科研数据管理	3.56	7.56	11.76	6.65	4.04	2.90	3.70	3.58	2.81	3.68
医院运营决策管理	5.66	15.34	23.53	13.55	7.11	4.13	5.72	5.48	4.86	6.16

表 6-4-8　各级各类非公立医院系统移动医疗功能点开通率

单位:%

移动医疗	合计	医院级别						机构类别		
		三级医院	三级医院		二级医院	一级医院	未定级	综合医院	中医类医院	专科医院
			三甲医院	其他三级						
移动终端管理	1.70	7.98	11.76	7.16	1.87	1.35	1.49	1.82	1.14	1.79
移动输液	1.66	10.92	16.47	9.72	1.68	1.24	1.39	1.75	1.24	1.64
移动药师	1.31	3.99	4.71	3.84	1.25	1.20	1.26	1.38	1.05	1.28
移动术前访视	1.08	3.78	3.53	3.84	1.04	0.98	1.02	1.21	0.76	1.06
移动物流	1.00	3.15	4.71	2.81	0.92	0.93	0.95	1.13	0.67	0.95
移动查房	1.93	11.76	11.76	11.76	2.13	1.45	1.54	2.06	1.24	1.95
移动医生	2.14	11.55	14.12	11.00	2.39	1.59	1.84	2.19	1.43	2.35
移动护理	2.54	21.43	35.29	18.41	2.81	1.55	1.97	2.65	1.72	2.70

表 6-4-9　各级各类非公立医院系统基础支撑功能点开通率

单位:%

基础支撑	合计	医院级别						机构类别		
		三级医院	三级医院		二级医院	一级医院	未定级	综合医院	中医类医院	专科医院
			三甲医院	其他三级						
数据交换	9.34	25.84	31.76	24.55	13.27	6.47	8.60	9.03	8.25	10.24
数据存储	16.08	31.09	32.94	30.69	22.04	12.72	14.53	15.02	15.63	17.75
数据质量	8.36	22.27	28.24	20.97	11.74	6.05	7.54	8.12	6.91	9.31
医院信息平台服务	14.91	29.83	35.29	28.64	17.93	12.93	13.86	14.71	14.92	15.11
全院业务协同	8.62	23.32	28.24	22.25	11.22	6.75	7.77	8.55	7.63	9.13
平台配置及服务监控	5.07	16.39	21.18	15.35	6.38	3.55	5.07	4.98	3.96	5.47
医院门户	5.58	15.13	14.12	15.35	7.11	4.42	5.07	5.38	4.29	6.27
单点登录	5.41	17.02	18.82	16.62	6.90	4.10	4.96	5.42	4.34	5.71

附录 调查表式及信息系统类别代号

附录1 医疗卫生机构年报表
（医院类）

表　　号：卫健统 1-1 表
制定机关：国家卫生健康委
批准机关：国家统计局
批准文号：国统制〔2021〕95 号
有效期至：2024 年 8 月

统一社会信用代码□□□□□□□□□□□□□□□□□□
组织机构代码□□□□□□□□ - □
机构名称（签章）：_____年

一、基本情况（Y 是，N 否）

11 机构属性代码（要求新设机构和属性代码变动机构填写）

　　111 登记注册类型代码　　　　　　□　　112 医疗卫生机构类别代码　　　□□□□

　　113 机构分类管理代码　　　　　　□　　114 行政区划代码　　　　　　□□□□□□

　　115 单位所在乡镇街道名称_____　　1151 乡镇街道代码　　　　　□□□

　　116 设置 / 主办单位代码　　　　　□　　117 政府办医疗卫生机构隶属关系代码　□

　　118 单位所在地是否为民族自治地方　□　　119 是否为分支机构　　　　　□

12 基本信息

　　121 主院地址_____

　　　　1211 主院地理位置：经度□□.□□□□□,纬度□□.□□□□□

　　　　1212 分院 1（非分支机构）地址_____

　　　　1213 分院 2（非分支机构）地址_____

　　　　1214 分院 1 地理位置（非分支机构）：经度□□.□□□□□,纬度□□.□□□□□

　　　　1215 分院 2 地理位置（非分支机构）：经度□□.□□□□□,纬度□□.□□□□□

　　122 邮政编码　□□□□□□

　　123 联系电话　□□□□□□□　　124 单位电子邮箱_____

　　125 单位网站域名_____　　126 单位成立时间□□□□年

　　127 法人代表（单位负责人）_____　128 第二名称是否为社区卫生服务中心□

　　129 下设直属分站（院、所）个数□□　　1291 其中：社区卫生服务站个数□□

　　　　1210 政府主管部门确定的医院级别:（1. 一级　2. 二级　3. 三级　9. 未定级）□

　　　　　　评定的医院等次:（1. 甲等　2. 乙等　3. 丙等　9. 未定等）□

　　　　1211 是否为政府主管部门确定的区域医疗中心□

　　　　　　区域医疗中心名称：_____

　　　　　　类别（1. 综合性　2. 专科性　3. 中医）□

　　　　　　级别（1. 国家　2. 省级　3. 市级）□

续表

1212 政府主管部门确定的临床重点专科个数:国家级□□,省级□□,市级□□

1213 年内政府投资的临床重点专科建设项目个数:国家级□□,省级□□,市级□□

1214 是否达到建设标准□　　　　　　　　　1215 是否为 120 急救网络覆盖医院□

1216 是否为国务院或卫生健康行政部门公布的住院医师规范化培训基地(含全科医生临床培养基地)□

当年招收人数□□□　　其中:全科医生□□□　　内:中医类别全科医生□□□

当年在培人数□□□　　其中:全科医生□□□　　内:中医类别全科医生□□□

当年结业人数□□□　　其中:全科医生□□□　　内:中医类别全科医生□□□

1217 是否为政府认定的全科医生实践基地(限第二名称为社区卫生服务中心填)□

1218 医保定点医疗机构(1 基本医保定点机构　0 非定点机构)□

1219 是否与医保经办机构直接结算□

1220 是否与新农合经办机构直接结算□

1221 服务器 CPU 总核数(个):□□□□□

1222 已使用存储设备容量(T):□□□□

1223 电脑终端数量(个):□□□□

1224 通过三级信息安全等级保护测评系统数量(个):□□□

1225 药房总数(个)□□□　　其中:门诊药房□□□　　住院药房□□□　　中药房□□□

1226 是否取得母婴保健技术服务执业许可证□

1227 是否开展卫生监督协管服务□(限开展机构填报)

1228 是否开展互联网诊疗服务□

1229 是否第二名称为互联网医院□

1230 是否参与医联体□,医联体名称:＿＿＿＿＿＿＿＿＿＿＿＿＿＿＿＿＿＿

1231 参与医联体形式(可多选)□(1230 为"是"者填)

　　1. 城市医疗集团　2. 医疗共同体　3. 跨区域专科联盟　4. 远程医疗协作网　5. 其他

1232 是否为医联体牵头单位□(1230 为"是"者填)

1233 是否开展居家医疗服务□

1234 是否为老年友善医疗机构□

1235 是否为老年医院□

1236 是否设置老年绿色通道□

1237 是否与其他医疗机构建立针对老年人的双向转诊合作关系□

1238 是否提供安宁疗护服务□

1239 是否设立养老机构□

1240 是否开展养老服务□

1241 是否与其他养老机构建立签约合作关系□

1242 是否为其他养老机构提供远程医疗服务□

1243 是否与其他养老机构建立远程医疗服务合作关系□

1244 是否与其他养老机构建立康复护理服务合作关系□

1245 是否有内设健康教育机构(限疾病预防控制中心填)□

指标名称	代号	计量单位	数量
二、年末人员情况	—	—	—
编制人数	20	人	
其中:在编人数	201	人	
在岗职工数	21	人	

指标名称	代号	计量单位	数量
卫生技术人员	211	人	
执业医师	2111	人	
临床类别	21111	人	
中医类别	21112	人	
口腔类别	21113	人	
公共卫生类别	21114	人	
执业助理医师	2112	人	
临床类别	21121	人	
中医类别	21122	人	
口腔类别	21123	人	
公共卫生类别	21124	人	
执业（助理）医师中	—	—	
注册为全科医学专业的人数	21131	人	
取得全科医生培训合格证书的人数	21132	人	
注册多地点执业的医师数	21133	人	
注册护士	2114	人	
其中:助产士	21141	人	
药师（士）	2115	人	
西药师（士）	21151	人	
中药师（士）	21152	人	
技师（士）	2116	人	
检验技师（士）	21161	人	
影像技师（士）	21162	人	
康复技师（士）	21163	人	
其他卫生技术人员	2119	人	
其中:见习医师	21191	人	
其中:中医	211911	人	
其他技术人员	212	人	
管理人员	213	人	
其中:仅从事管理的人员数	2131	人	

续表

指标名称	代号	计量单位	数量
工勤技能人员	214	人	
其中:护理员(工)	2141	人	
离退休人员	22	人	
其中:年内退休人员	221	人	
年内培训情况	—	—	—
参加政府举办的岗位培训人次数	231	人次	
接受继续医学教育人数	232	人	
进修半年以上人数	233	人	
年内人员流动情况	—	—	—
流入	241	人	
流出	242	人	
在职人员中:取得母婴保健技术服务资质的人员	25	人	
三、年末床位数	—	—	—
编制床位	30	张	
实有床位	31	张	
其中:特需服务床位	311	张	
负压病房床位	312	张	
实际开放总床日数	32	床日	
实际占用总床日数	33	床日	
出院者占用总床日数	34	床日	
观察床数	35	张	
全年开设家庭病床总数	36	张	
四、房屋及基本建设	—	—	—
年末房屋建筑面积	41	平方米	
其中:业务用房面积	411	平方米	
其中:危房面积	4119	平方米	
年末租房面积	42	平方米	
其中:业务用房面积	421	平方米	
本年房屋租金	429	万元	
本年批准基建项目	43	个	
本年批准基建项目建筑面积	431	平方米	

指标名称	代号	计量单位	数量
本年实际完成投资额	432	万元	
其中:财政性投资	4321	万元	
单位自有资金	4322	万元	
银行贷款	4323	万元	
本年房屋竣工面积	433	平方米	
本年新增固定资产	434	万元	
本年因新扩建增加床位	435	张	
五、年末设备数	—	—	—
万元以上设备总价值	51	万元	
万元以上设备台数	52	台	
其中:10万元~49万元设备	521	台	
50万元~99万元设备	522	台	
100万元及以上设备	523	台	
六、本年度收入与费用	—	—	—
总收入	61	千元	
财政拨款收入	611	千元	
其中:财政基本拨款收入	6111	千元	
财政项目拨款收入	6112	千元	
事业收入	612	千元	
医疗收入	6121	千元	
门急诊收入	61211	千元	
挂号收入	612111	千元	
诊察收入	612112	千元	
检查收入	612113	千元	
化验收入	612114	千元	
治疗收入	612115	千元	
手术收入	612116	千元	
卫生材料收入	612117	千元	
高值耗材收入	6121171	千元	
药品收入	612118	千元	
西药收入	6121181	千元	

续表

指标名称	代号	计量单位	数量
疫苗收入	61211811	千元	
中成药收入	6121182	千元	
中药饮片收入	6121183	千元	
其他门急诊收入	612119	千元	
住院收入	61212	千元	
床位收入	612121	千元	
诊察收入	612122	千元	
检查收入	612123	千元	
化验收入	612124	千元	
治疗收入	612125	千元	
手术收入	612126	千元	
护理收入	612127	千元	
卫生材料收入	612128	千元	
高值耗材收入	6121281	千元	
药品收入	612129	千元	
西药收入	6121291	千元	
疫苗收入	61212911	千元	
中成药收入	6121292	千元	
中药饮片收入	6121293	千元	
其他住院收入	6121210	千元	
结算差额	61213	千元	
科教收入	6122	千元	
非同级财政拨款收入	6123	千元	
门急诊和住院药品收入中:基本药物收入	6129	千元	
上级补助收入	613	千元	
附属单位上缴收入	614	千元	
经营收入	615	千元	
非同级财政拨款收入	616	千元	
投资收益	617	千元	
捐赠收入	618	千元	
利息收入	619	千元	

指标名称	代号	计量单位	数量
租金收入	6110	千元	
其他收入	6111	千元	
总费用	62	千元	
业务活动费用	621	千元	
财政基本拨款经费	6211	千元	
财政项目拨款经费	6212	千元	
科教经费	6213	千元	
其他经费	6214	千元	
单位管理费用	622	千元	
财政基本拨款经费	6221	千元	
财政项目拨款经费	6222	千元	
科教经费	6223	千元	
其他经费	6224	千元	
经营费用	623	千元	
资产处置费用	624	千元	
上缴上级费用	625	千元	
对附属单位补助费用	626	千元	
所得税费用	627	千元	
其他费用	628	千元	
业务活动费用和单位管理费用	—	—	
人员经费	6291	千元	
工资福利费用	62911	千元	
对个人和家庭的补助费用	62912	千元	
固定资产折旧费	6292	千元	
卫生材料费	6293	千元	
药品费	6294	千元	
其中:基本药物费用	62941	千元	
七、年末资产与负债	—	—	—
总资产	71	千元	
流动资产	711	千元	
非流动资产	712	千元	

指标名称	代号	计量单位	数量
其中:固定资产净值	7121	千元	
在建工程	7122	千元	
无形资产净值	7123	千元	
受托代理资产	713	千元	
负债与净资产	72	千元	
流动负债	721	千元	
非流动负债	722	千元	
其中:长期借款	7221	千元	
受托代理负债	723	千元	
净资产	724	千元	
其中:累计盈余	7241	千元	
专用基金	7242	千元	
其他净资产	7243	千元	
八、本年度医疗服务量	—	—	—
总诊疗人次数	81	人次	
其中:门诊人次数	811	人次	
应用中药饮片人次数	8111	人次	
使用中医非药物疗法总人次数	8112	人次	
急诊人次数	812	人次	
其中:死亡人数	8121	人	
家庭卫生服务人次数	813	人次	
其中:预约诊疗人次数	814	人次	
外籍患者诊疗人次数	815	人次	
互联网诊疗服务人次数	82	人次	
其中:远程医疗服务人次数	821	人次	
互联网诊察服务人次数	822	人次	
其中:互联网＋家庭医生签约服务人次数	8221	人次	
观察室留观病例数	83	例	
其中:死亡人数	831	人	
健康检查人次数	84	人次	
入院人数	85	人	

续表

指标名称	代号	计量单位	数量
出院人数	86	人	
其中:转往基层医疗卫生机构人数	861	人	
县域外出院人数	862	人	
外籍患者出院人数	863	人	
死亡人数	864	人	
住院患者手术人次数	87	人次	
门诊处方总数	88	张	
其中:使用抗菌药物的处方数	881	张	
中医处方数	882	张	
中药饮片处方数	8821	张	
中成药处方数	8822	张	
肾透析人次数	89	人次	
药物不良反应报告例数	810	例	
医疗纠纷例数	8111	例	
临床用血总量	812	U	
其中:全血量	8121	U	
红细胞量	8122	U	
血浆量	8123	U	
血小板量	8124	U	
九、基本公共卫生服务(限提供服务的单位填报)	—	—	—
公共卫生服务人次数	91	人	
年末居民健康档案累计建档人数	92	人	
其中:规范化电子建档人数	921	人	
其中:65岁及以上老年人建档人数	9211	人	
年内公众健康咨询活动总受益人次数	93	人次	
年内健康知识讲座总受益人次数	94	人次	
年内0~6岁儿童预防接种人次数	95	人次	
年末0~6岁儿童健康管理人数	96	人	
年末孕产妇早孕建册人数	97	人	
年末65岁及以上老年人健康管理人数	98	人	
年末高血压患者累计管理人数	99	人	

指标名称	代号	计量单位	数量
其中:65 岁及以上老年人数	991	人	
年末糖尿病患者累计管理人数	910	人	
其中:65 岁及以上老年人数	9101	人	
年末严重精神障碍管理人数	911	人	
其中:65 岁及以上老年人数	9111	人	
年末肺结核患者健康管理人数	912	人	
其中:65 岁及以上老年人数	9121	人	
年内传染病和突发公共卫生事件报告例数	913	例	
其中:65 岁及以上老年人报告例数	9131	例	
卫生监督协管巡查次数	914	次	
年末中医药健康管理人数	915	人	
其中:0~3 岁儿童中医药健康管理人数	9151	人	
65 岁及以上老年人中医药健康管理人数	9152	人	
年末为 65 岁及以上老年人提供医养结合服务人数(限提供服务的单位填)	916	人	
年末为 65 岁及以上失能老年人提供健康评估与健康服务人数(限提供服务的单位填)	917	人	

十、分科情况

1. 综合医院及专科医院等填报

序号	科室名称	是否设置科室	实有床位	门急诊人次	中医门急诊人次	出院人数
01	预防保健科					
02	全科医疗科					
03	内科					
031	老年病专业(老年医学科)					
04	外科					
05	妇产科					
051	产科					
06	妇女保健科					
07	儿科					
08	新生儿科					

续表

序号	科室名称	是否设置科室	实有床位	门急诊人次	中医门急诊人次	出院人数
09	小儿外科					
10	儿童保健科					
11	眼科					
12	耳鼻咽喉科					
13	口腔科					
14	皮肤科					
15	医疗美容科					
16	精神科					
17	传染科					
18	结核病科					
19	地方病科					
20	肿瘤科					
21	急诊医学科					
22	康复医学科					
23	运动医学科					
24	职业病科					
25	临终关怀科（安宁疗护科）					
26	疼痛科					
27	重症医学科					
28	中医科					
29	维吾尔医学科					
30	藏医学科					
31	蒙医学科					
32	彝医学科					
33	傣医学科					
34	其他民族医学科					
35	中西医结合科					
36	其他					

续表

2. 中医医院、中西医结合医院、民族医医院填报

序号	科室名称	是否设置科室	实有床位	门急诊人次	出院人数
01	内科				
02	外科				
03	妇产科				
031	产科				
04	儿科				
05	新生儿科				
06	皮肤科				
07	眼科				
08	耳鼻咽喉科				
09	口腔科				
10	肿瘤科				
11	骨伤科				
12	肛肠科				
13	老年病科（老年医学科）				
14	针灸科				
15	推拿科				
16	康复医学科				
17	急诊科				
18	预防保健科				
19	治未病科				
20	其他中医科				
21	维吾尔医学科				
22	藏医学科				
23	蒙医学科				
24	彝医学科				
25	傣医学科				
26	其他民族医学科				
27	中西医结合科				

续表

十一、中医特色指标（限中医医院、中西医结合医院、民族医医院填报）

指标名称	代号	计量单位	数量
年内中医治未病服务人次数	111	人次	
年末开展中医医疗技术总项数	112	项	
年末中药制剂室面积	113	平方米	
年末中药制剂品种数	114	种	
年末 5 000 元以上中医诊疗设备台数	115	台	
其中:电针治疗设备台数	1151	台	
中药熏洗设备台数	1152	台	
中医电疗设备台数	1153	台	
中医磁疗设备台数	1154	台	
中医康复训练设备台数	1155	台	
煎药机台(套)数	1156	台(套)	

单位负责人:＿＿＿　统计负责人:＿＿＿　填表人:＿＿＿　联系电话:＿＿＿　报出日期:＿＿年＿月＿日

填表说明:1. 本表由医院、妇幼保健院(所、站)、妇幼保健计划生育服务中心、专科疾病防治(所、站)、疗养院、护理院(站)填报。

2. 本表为年报,报送时间为次年1月20日前。通过国家卫生统计网络直报系统报送。

3. 审核关系:$21 = 211 + 212 + 2131 + 214$;

$211 = 2111 + 2112 + 2114 + 2115 + 2116 + 2119$;

$2111 = 21111 + 21112 + 21113 + 21114$;

$2112 = 21121 + 21122 + 21123 + 21124$;

$61211 = 612111 + 612112 + 612113 + 612114 + 612115 + 612116 + 612117 + 612118 + 612119$;

$612118 = 6121181 + 6121182 + 6121183$;

$61212 = 612121 + 612122 + 612123 + 612124 + 612125 + 612126 + 612127 + 612128 + 612129 + 6121210$;

$612129 = 6121291 + 6121292 + 6121293$;

$62 = 621 + 622 + 623 + 623 + 624 + 625 + 626 + 627 + 628$;

$621 = 6211 + 6212 + 6213 + 6214$;

$622 = 6221 + 6222 + 6223 + 6224$;

$71 = 711 + 712 + 713$;

$72 = 721 + 722 + 723 + 724$。

附录 2　医疗卫生机构年报表
（急救机构）

表　　号:卫健统 1-5 表
制定机关:国家卫生健康委
批准机关:国家统计局
批准文号:国统制〔2021〕95 号
有效期至:2024 年 8 月

统一社会信用代码□□□□□□□□□□□□□□□□□□
组织机构代码□□□□□□□□ - □
机构名称(签章):　　　　　　_____年

一、基本情况(Y 是,N 否)

11 机构属性代码(要求新设机构和属性代码变动机构填写)

　　111 登记注册类型代码　　　　□　　　112 医疗卫生机构类别代码　　□□□□

　　113 机构分类管理代码　　　　□　　　114 行政区划代码　　　□□□□□□

　　115 单位所在乡镇街道名称_____　　1151 乡镇街道代码　　　□□□

　　116 设置 / 主办单位代码　　　□　　　117 政府办卫生机构隶属关系代码　　□

　　118 单位所在地是否为民族自治地方　□　119 是否为分支机构　　　□

12 基本信息

　　121 地址_____

　　　　1211 地理位置:经度□□.□□□□□,纬度□□.□□□□□

　　122 邮政编码　□□□□□□

　　123 联系电话　□□□□□□□□□　　124 单位电子邮箱_____

　　125 单位网站域名_____　　　　　126 单位成立时间:□□□□年

　　127 法人代表(单位负责人)_____　　128 是否独立法人　□

　　129 非独立法人挂靠单位名称_____　210 是否独立核算　□

　　　　1211 与医院关系(1 与急诊科一体　2 独立科室)□　1212 急救床位(张)　□□□□

13 急救网络情况

　　131 急救中心模式　□

　　　　1. 院前急救型 - 京沪模式　2. 指挥调度型 - 广州模式　3. 依托型 - 重庆模式

　　　　4. 医警统一型 - 南宁模式　9. 其他

　　132 急救网络覆盖分站数(个)□□　　其中:直属分站数(个)□□

　　133 急救网络覆盖医院数(个)□□□

　　134 是否设立以下科室(可多选)

　　　　1. 院前急救科□　2. 通讯调度科□　3. 车管科□　4. 其他主要业务科室_____

14 通讯调度情况(可多选)

　　141 是否拥有以下通讯系统:有线□　无线□　　142 是否拥有 120 呼救系统□

　　143 120 呼救系统是否具备以下功能:

　　　　1. 提供主叫用户电话号码□　2. 提供机主姓名□　3. 提供装机地址□

　　　　4. 呼救电话自动排队能力□　5. 电话录音设备□

　　144 120 是否具备以下电话汇集与受理方式:

　　　　1. 地级市汇集各自受理□　2. 全省汇集转当地受理□　3. 全省汇集集中受理□

　　　　4. 全省汇集,市区集中受理,郊区部分转当地受理□

15 服务器 CPU 总核数(个):□□□□

16 已使用存储设备容量(T):□□□□

17 电脑终端数量(个):□□□□

18 通过三级信息安全等级保护测评系统数量(个):□□□

指标名称	代号	计量单位	数量
二、年末人员情况	—	—	—
编制人数	20	人	
在编人数	201	人	
在岗职工数	21	人	
卫生技术人员	211	人	
执业医师	2111	人	
执业助理医师	2112	人	
注册护士	2113	人	
药师(士)	2114	人	
西药师(士)	21141	人	
中药师(士)	21142	人	
技师(士)	2115	人	
检验技师(士)	21151	人	
影像技师(士)	21152	人	
康复技师(士)	21153	人	
其他卫生技术人员	2119	人	
其中:见习医师	21191	人	
其他技术人员	212	人	
管理人员	213	人	
其中:仅从事管理的人员数	2131	人	
工勤技能人员	214	人	
在岗职工中:院前急救专业人员	219	人	
离退休人员	22	人	
其中:年内退休人员	221	人	
年内培训情况	—	—	—
参加政府举办的岗位培训人次数	231	人	
接受继续医学教育人数	232	人	
进修半年以上人数	233	人	

续表

指标名称	代号	计量单位	数量
年内人员流动情况	—	—	—
流入	2341	人	
流出	2342	人	
三、房屋及基本建设	—	—	—
年末房屋建筑面积	31	平方米	
其中:业务用房面积	311	平方米	
其中:危房面积	3111	平方米	
院前急救业务用房面积	3112	平方米	
年末租房面积	32	平方米	
其中:业务用房面积	321	平方米	
其中:院前急救业务用房面积	3211	平方米	
本年房屋租金	329	万元	
本年批准基建项目	33	个	
本年批准基建项目建筑面积	331	平方米	
本年实际完成投资额	332	万元	
其中:财政性投资	3321	万元	
单位自有资金	3322	万元	
银行贷款	3323	万元	
本年房屋竣工面积	333	平方米	
本年新增固定资产	334	万元	
四、年末设备数	—	—	—
万元以上设备总价值	41	万元	
万元以上设备台数	42	台	
其中:10万元~49万元设备	421	台	
50万元~99万元设备	422	台	
100万元及以上设备	423	台	
急救车车载设备拥有量	43	台	
便携式呼吸机	431	台	
电动吸引器	432	台	
心电监护除颤仪	433	台	

续表

指标名称	代号	计量单位	数量
血糖仪	434	台	
心电图机	435	台	
心电监护仪	436	台	
心脏除颤器	437	台	
气管插管镜	438	套	
血氧饱和度测试仪	439	台	
铲式担架	4310	台	
防毒面具(套)	4311	套	
五、本年度收入与支出	—	—	—
总收入	51	千元	
其中:财政拨款收入	511	千元	
财政基本拨款收入	5111	千元	
财政项目拨款收入	5112	千元	
事业收入	513	千元	
上级补助收入	512	千元	
总费用	52	千元	
其中:业务活动费用	521	千元	
财政基本拨款经费	5211	千元	
财政项目拨款经费	5212	千元	
单位管理费用	522	千元	
财政基本拨款经费	5221	千元	
财政项目拨款经费	5222	千元	
业务活动费用和单位管理费用中:	—	—	
人员经费	523	千元	
其中:工资福利费用	5231	千元	
对个人和家庭的补助费用	5232	千元	
六、年末资产与负债	—	—	—
总资产	61	千元	
流动资产	611	千元	
非流动资产	612	千元	

续表

指标名称	代号	计量单位	数量
其中:固定资产净值	6121	千元	
受托代理资产	613	千元	
负债与净资产	62	千元	
流动负债	621	千元	
非流动负债	622	千元	
受托代理负债	623	千元	
净资产	624	千元	
其中:累计盈余	6241	千元	
专用基金	6242	千元	
其他净资产	6243	千元	
七、急救服务能力	—	—	—
本中心(站)服务面积	71	平方公里	
本中心(站)服务半径	72	公里	
本中心(站)服务人口	73	万人	
其中:城区人口	731	万人	
院前急救服务网络平均反应时间	74	分钟	
八、本年度急救服务利用	—	—	—
急救呼叫次数	81	次	
出车次数	82	次	
其中:抢救(监护)型急救车次数	821	次	
运转型急救车次数	822	次	
救治人次数(ICD-10)	83	次	
其中:心脏病(含高血压性心脏病)	831	次	
高血压(不含高血压性心脏病)	832	次	
脑血管病	833	次	
损伤及中毒	834	次	
传染病	835	次	
恶性肿瘤	836	次	
呼吸系统疾病	837	次	
消化系统疾病	838	人次	

续表

指标名称	代号	计量单位	数量
神经系统疾病	839	人次	
泌尿系统疾病	8310	人次	
妊娠、分娩及产褥期并发症	8311	人次	
其他	8312	人次	
其中:危重病例数	84	例	
未救治人次数	85	人次	
车到家中已死亡人数	86	人	
途中死亡人数	87	人	

单位负责人:_____ 统计负责人:_____ 填表人:_____ 联系电话:_____ 报出日期:___年__月__日

填表说明:1. 本表由急救中心、急救站填报。

2. 本表为年报,报送时间为次年 1 月 20 日前。通过国家卫生统计网络直报系统报送。

3. 审核关系:21 = 211 + 212 + 2131 + 214;

211 = 2111 + 2112 + 2113 + 2114 + 2115 + 2119;

52 ≥ 521 + 522;

61 = 611 + 612 + 613;

62 = 621 + 622 + 623 + 624。

附录3　医疗卫生机构年报表

（卫生监督机构）

表　　号:卫健统 1-6 表
制定机关:国家卫生健康委
批准机关:国家统计局
批准文号:国统制〔2021〕95 号
有效期至:2024 年 8 月

统一社会信用代码□□□□□□□□□□□□□□□□□□
组织机构代码□□□□□□□□-□
机构名称(签章):_____年

一、基本情况（Y 是,N 否）

11 机构属性代码（要求新设机构和属性代码变动机构填写）

　　111 登记注册类型代码　　　　　□　　112 医疗卫生机构类别代码　　　　□□□□

　　113 机构分类管理代码　　　　　□　　114 行政区划代码　　　　　　□□□□□□

　　115 单位所在乡镇街道名称_____　　1151 乡镇街道代码　　　　　　　□□□

　　116 设置/主办单位代码　　　　□　　117 政府办医疗卫生机构隶属关系代码　□

　　118 单位所在地是否为民族自治地方　□　　119 是否为分支机构　　　　　　　　□

12 基本信息

　　121 地址_____

　　　　1211 地理位置:经度□□.□□□□□,纬度□□.□□□□□

　　122 邮政编码　□□□□□□

　　123 联系电话　□□□□□□□□　　124 单位电子邮箱_____

　　125 单位网站域名_____　　126 单位成立时间:□□□□年

　　127 法人代表(单位负责人)_____　　128 下设派出机构数　□□

　　129 机构行政级别(1. 厅局级　2. 副厅局级　3. 处级　4. 副处级　5. 科级　6. 副科级

　　　　　　7. 股级及以下)□

　　1210 机构性质(1. 按照公务员管理　2. 参照公务员管理　3. 事业单位）　□

　　1211 是否达到建设标准□　　　　　　1212 是否独立核算单位□

　　1213 非独立核算挂靠单位(1. 卫生局　2. 疾病预防控制中心　9. 其他)□

　　1214 服务器 CPU 总核数(个):□□□□□

　　1215 已使用存储设备容量(T):□□□□

　　1216 电脑终端数量(个):□□□□

　　1217 通过三级信息安全等级保护测评系统数量(个):□□□

指标名称	代号	计量单位	数量
二、年末人员情况	—	—	—
编制人数	20	人	
其中:公务员	201	人	
参照公务员管理	202	人	
事业编制	203	人	
其中:在编人数	209	人	

指标名称	代号	计量单位	数量
在岗职工数	21	人	
卫生技术人员	211	人	
卫生监督员	2111	人	
其他卫生技术人员	2119	人	
其他技术人员	212	人	
管理人员	213	人	
其中:仅从事管理的人员	2131	人	
工勤技能人员	214	人	
离退休人员	22	人	
其中:年内退休人员	221	人	
年内培训情况	—	—	—
参加政府举办的岗位培训人次数	231	人次	
进修半年以上人数	232	人	
年内人员流动情况	—	—	—
流入	2331	人	
流出	2332	人	
三、房屋及基本建设	—	—	—
年末房屋建筑面积	31	平方米	
其中:业务用房面积	311	平方米	
其中:危房面积	3111	平方米	
年末租房面积	32	平方米	
其中:业务用房面积	321	平方米	
本年房屋租金	329	万元	
本年批准基建项目	33	个	
本年批准基建项目建筑面积	331	平方米	
本年实际完成投资额	332	万元	
其中:财政性投资	3321	万元	
单位自有资金	3322	万元	

续表

指标名称	代号	计量单位	数量
银行贷款	3323	万元	
本年房屋竣工面积	333	平方米	
本年新增固定资产	334	万元	
四、年末设备数	—	—	—
万元以上设备总价值	41	万元	
万元以上设备台数	42	台	
千元以上监测仪器设备台数	43	台	
其中:1 万元以下设备	431	台	
1 万元~9 万元设备	432	台	
10 万元及以上设备	433	台	
交通工具	—	—	—
汽车	441	辆	
其中:现场快速检测车	4411	辆	
摩托车	442	辆	
船	443	艘	
五、本年度收入与费用	—	—	
总收入	51	千元	
其中:财政拨款收入	511	千元	
财政基本拨款收入	5111	千元	
财政项目拨款收入	5112	千元	
上级补助收入	512	千元	
事业收入	513	千元	
总费用	52	千元	
其中:业务活动费用	521	千元	
财政基本拨款经费	6211	千元	
财政项目拨款经费	6212	千元	
单位管理费用	5211	千元	
财政基本拨款经费			

指标名称	代号	计量单位	数量
财政项目拨款经费			
业务活动费用和单位管理费用中:	—	—	
人员经费	522	千元	
其中:工资福利费用	5221	千元	
对个人和家庭的补助费用	6222	千元	
六、年末资产与负债	—	—	—
总资产	61	千元	
流动资产	611	千元	
非流动资产	612	千元	
其中:固定资产净值	6121	千元	
受托代理资产	613	千元	
负债与净资产	62	千元	
流动负债	621	千元	
非流动负债	622	千元	
受托代理负债	623	千元	
净资产	624	千元	
其中:累计盈余	6241	千元	
专用基金	6242	千元	
其他净资产	6243	千元	
七、卫生监督稽查	—	—	
稽查机构是否专设(Y 是　N 否)	71	—	
年末专职稽查人员数	711	人	
年末兼职稽查人员数	712	人	
本年度稽查工作开展情况	72	—	
受理涉及卫生监督执法行为的投诉举报数	721	件	
查处涉及卫生监督执法行为的投诉举报数	722	件	
开展对本级的稽查次数	723	次	
开展对下级的稽查次数(仅要求地市级以上填写)	724	次	

指标名称	代号	计量单位	数量
发出稽查意见书数量	725	份	
发出稽查意见书后的整改单位数量	726	个	
稽查后移送相关部门的案件数	727	件	
稽查后移送相关部门的人员数	728	人	

单位负责人：_____ 统计负责人：_____ 填表人：_____ 联系电话：_____ 报出日期：___年__月__日

填表说明：1. 本表由卫生监督所(局、总队)、卫生监督中心填报。

2. 本表为年报,报送时间为次年1月15日前。通过国家卫生监督信息系统报送。

3. 审核关系：21 = 211 + 212 + 2131 + 214;

211 = 2111 + 2119;

51 > 511 + 512 + 513;

61 = 611 + 612 + 613;

62 = 621 + 622 + 623。

附录4　医疗卫生机构年报表
（其他医疗卫生机构类）

表　　号:卫健统 1-7 表
制定机关:国家卫生健康委
批准机关:国家统计局
批准文号:国统制〔2021〕95 号
有效期至:2024 年 8 月

统一社会信用代码□□□□□□□□□□□□□□□□□□
组织机构代码□□□□□□□□ - □
机构名称(签章):　　　　　　　年

一、基本情况（Y 是,N 否）

11 机构属性代码(要求新设机构和属性代码变动机构填写)

　　111 登记注册类型代码　□　　　　　112 医疗卫生机构类别代码　□□□□

　　113 机构分类管理代码　□　　　　　114 行政区划代码　□□□□□□

　　115 单位所在乡镇街道名称　　　　　1151 乡镇街道代码　□□□

　　116 设置 / 主办单位代码　□　　　　117 政府办医疗卫生机构隶属关系代码　□

　　118 单位所在地是否为民族自治地方　□　　119 是否为分支机构　□

12 基本信息（Y 是,N 否）

　　121 地址

　　　　1211 地理位置:经度□□ . □□□□□,纬度□□ . □□□□□

　　122 邮政编码　□□□□□□

　　123 联系电话　□□□□□□□　　　124 单位电子邮箱

　　125 单位网站域名　　　　　　　　126 单位成立时间:□□□□年

　　127 法人代表(单位负责人)　　　　128 下设直属分站(院、所)个数□□

　　129 是否达到基础设施建设标准(限疾病预防控制中心填)□

　　1210 是否为政府认定的全科医生实践基地(限疾病预防控制中心填)□

　　1211 是否为卫生监督机构(一个机构两块牌子)□

　　1212 是否取得母婴保健技术服务执业许可证□

　　1213 是否内设健康教育机构(限疾病预防控制中心填)□

　　1214 是否设立养老机构□

　　1215 是否开展养老服务□

　　1216 服务器 CPU 总核数(个):□□□□□

　　1217 已使用存储设备容量(T):□□□□

　　1218 电脑终端数量(个):□□□□

　　1219 通过三级信息安全等级保护测评系统数量(个):□□□

指标名称	代号	计量单位	数量
二、年末人员情况	—	—	—
编制人数	20	人	
其中:在编人数	201	人	
在岗职工数	21	人	
卫生技术人员	211	人	

指标名称	代号	计量单位	数量
执业医师	2111	人	
临床类别	21111	人	
中医类别	21112	人	
口腔类别	21113	人	
公共卫生类别	21114	人	
执业助理医师	2112	人	
临床类别	21121	人	
中医类别	21122	人	
口腔类别	21123	人	
公共卫生类别	21124	人	
注册护士	2113	人	
其中:助产士	21131	人	
药师(士)	2114	人	
西药师(士)	21141	人	
中药师(士)	21142	人	
技师(士)	2115	人	
检验技师(士)	21151	人	
影像技师(士)	21152	人	
康复技师(士)	21153	人	
卫生监督员	2116	人	
其他卫生技术人员	2119	人	
其中:见习医师	21191	人	
其他技术人员	212	人	
管理人员	213	人	
其中:仅从事管理的人员	2131	人	
工勤技能人员	214	人	
离退休人员	22	人	
其中:年内退休人员	221	人	

指标名称	代号	计量单位	数量
年内培训情况	—	—	—
参加政府举办的岗位培训人次数	231	人次	
进修半年以上人数	232	人	
年内人员流动情况	—	—	
流入	241	人	
流出	242	人	
在岗人员中:取得母婴保健技术服务资质的人员	25	人	
三、房屋及基本建设	—	—	—
年末房屋建筑面积	31	平方米	
其中:业务用房面积	311	平方米	
其中:危房面积	3111	平方米	
年末租房面积	32	平方米	
其中:业务用房面积	321	平方米	
本年房屋租金	329	万元	
本年批准基建项目	33	个	
本年批准基建项目建筑面积	331	平方米	
本年实际完成投资额	332	万元	
其中:财政性投资	3321	万元	
单位自有资金	3322	万元	
银行贷款	3323	万元	
本年房屋竣工面积	333	平方米	
本年新增固定资产	334	万元	
四、年末设备	—	—	—
万元以上设备总价值	41	万元	
万元以上设备台数	42	台	
其中:10万元~49万元设备	421	台	
50万元~99万元设备	422	台	
100万元及以上设备	423	台	

续表

指标名称	代号	计量单位	数量
五、本年度收入与费用	—	—	—
总收入	51	千元	
其中:财政拨款收入	511	千元	
财政基本拨款收入	5111	千元	
财政项目拨款收入	5112	千元	
上级补助收入	512	千元	
事业收入	513	千元	
总费用	52	千元	
其中:业务活动费用	521	千元	
财政基本拨款经费	5211	千元	
财政项目拨款经费	5212	千元	
单位管理费用	522	千元	
财政基本拨款经费	5221	千元	
财政项目拨款经费	5222	千元	
业务活动费用和单位管理费用中:	—	—	
人员经费	531	千元	
其中:工资福利费用	5311	千元	
对个人和家庭的补助费用	5312	千元	
六、年末资产与负债	—	—	—
总资产	61	千元	
流动资产	611	千元	
非流动资产	612	千元	
其中:固定资产净值	6121	千元	
受托代理资产	613	千元	
负债与净资产	62	千元	
流动负债	621	千元	
非流动负债	622	千元	
受托代理负债	623	千元	

指标名称	代号	计量单位	数量
净资产	624	千元	
其中:累计盈余	6241	千元	
专用基金	6242	千元	
其他净资产	6243	千元	

单位负责人:_____ 统计负责人:_____ 填表人:_____ 联系电话:_____ 报出日期:___年__月__日

填表说明:1. 本表由疾病预防控制中心(防疫站)、采供血机构、健康教育机构、医学科研机构、医学在职培训机构、卫生监督监测机构、计划生育技术服务机构、临床检验中心等其他卫生事业单位填报。

2. 本表为年报,报送时间为次年 1 月 20 日前。通过国家卫生统计网络直报系统报送。

3. 审核关系:21 = 211 + 212 + 2131 + 214;

211 = 2111 + 2112 + 2113 + 2114 + 2115 + 2116 + 2119;

2111 = 21111 + 21112 + 21113 + 21114;

2112 = 21121 + 21122 + 21123 + 21124;

51 > 511 + 512 + 513;

61 = 611 + 612 + 613;

62 = 621 + 622 + 623 + 624。

附录5　卫生人力基本信息调查表

表　　号:卫健统 2-1 表
制定机关:国家卫生健康委
批准机关:国家统计局
批准文号:国统制〔2021〕95 号
有效期至:2024 年 8 月

统一社会信用代码□□□□□□□□□□□□□□□□□□
组织机构代码□□□□□□□□ - □
机构名称(签章):

11 姓名_____

12 身份证件种类(1. 身份证　2. 军官证　3. 港澳台居民通行证　4. 护照)□

13 身份证件号码□□□□□□□□□□□□□□□□□□

14 出生日期□□□□年□□月□□日

15 性别代码□

16 民族_____,代码□□

17 参加工作日期□□□□年□□月

18 办公室电话号码□□□□□□□□

19 手机号码(单位负责人及应急救治专家填写)□□□□□□□□□□□

20 所在科室(部门)_____,代码□□□□□

21 科室(部门)实际名称_____

22 从事专业类别代码□□

 11. 执业医师　12. 执业助理医师　13. 见习医师　21. 注册护士　22. 助产士　31. 西药师(士)

 32. 中药师(士)　41. 检验技师(士)　42. 影像技师(士)　43. 康复技师　44. 其他技师

 50. 卫生监督员　60. 乡村医生　69. 其他卫生技术人员　70. 其他技术人员　80. 管理人员

 90. 工勤技能人员

23 医师 / 卫生监督员执业证书编码□□□□□□□□□□□□□□

24 医师执业类别代码(1. 临床　2. 口腔　3. 公共卫生　4. 中医)□

25 医师执业范围代码(可多选)　①□□□,②□□□,③□□□

26 是否注册为多地点执业医师(Y 是　N 否)□

 第 2 执业单位类别代码(1. 医院　2. 乡镇卫生院　3. 社区卫生服务中心 / 站　9. 其他医疗机构)□

 第 3 执业单位类别代码(1. 医院　2. 乡镇卫生院　3. 社区卫生服务中心 / 站　9. 其他医疗机构)□

27 是否获得国家住院医师规范化培训合格证书(Y 是　N 否)□

28 住院医师规范化培训合格证书编码□□□□□□□□□□□□□

29 行政 / 业务管理职务代码[1. 党委(副)书记　2. 单位行政负责人(正职)　3. 单位行政负责人(副职)

    4. 科室(部门)正职　5. 科室(部门)副职　6. 无职务管理人员]□

30 专业技术资格(评)名称_____,代码□□□

31 专业技术职务(聘)代码(1. 正高　2. 副高　3. 中级　4. 师级 / 助理　5. 士级　9. 待聘)□

32 第一学历代码(1. 研究生　2. 大学本科　3. 大学专科及专科学校　4. 中专及中技　5. 技工学校

    6. 高中　7. 初中及以下)□

33 最高学历代码(1. 研究生　2. 大学本科　3. 大学专科及专科学校　4. 中专及中技　5. 技工学校

    6. 高中　7. 初中及以下)□

34 学位代码(1. 名誉博士　2. 博士　3. 硕士　4. 学士)□

35 一级学科代码□□□

36 所学专业名称_____,代码□□□□□

续表

37 专科特长(仅要求医院主任、副主任医师填写):①_____,②_____,③_____

38 人员流动情况□□

　　　　流入:11. 高等、中等院校毕业生　12. 其他卫生机构调入　13. 非卫生机构调入　14. 军转人员

　　　　19. 其他

　　　　流出:21. 调往其他卫生机构　22. 考取研究生　23. 出国留学　24. 退休　25. 辞职(辞退)

　　　　26. 自然减员(不含退休)　29. 其他

39 流入/流出时间□□□□年□□月

40 编制情况[1. 编制内　2. 合同制(2.1 直接与单位签订　2.2 劳务派遣)　3. 临聘人员　4. 返聘

　　　　5. 派遣人员　6. 参公管理　9. 其他]□

41 是否注册为全科医学专业(1. 是　0. 否)□

42 是否注册为乡村全科执业助理医师(1. 是　0. 否)□

43 全科医生取得培训合格证书情况(限参加培训人员填写)□□

　　1. 住院医师规范化培训合格证(全科医生)　　　　2. 助理全科医生培训合格证

　　3. 全科医生转岗培训合格证　　　　　　　　　　4. 全科医生骨干培训合格证

　　5. 全科医生岗位培训合格证　　　　　　　　　　6. 乡村全科执业助理医师培训合格证

44 是否由乡镇卫生院或社区卫生服务机构派驻村卫生室工作(1. 是　0. 否)□

45 本报表期派驻村卫生室工作的时间_____周

46 是否从事统计与信息化业务工作:(1. 是　0. 否)□

　　(1. 综合管理　2. 卫生统计　3. 信息应用与运维管理　4. 网络安全与运维管理　5. 信息标准

　　9. 其他)□

单位负责人:_____　统计负责人:_____　填表人:_____　联系电话:_____　报出日期:___年__月__日

填表说明:1. 本表要求各级各类医疗卫生机构和计划生育技术服务机构在岗职工(村卫生室人员除外)填报。

　　　　2. 民族、所在科室、专业技术资格、所学专业只要求录入代码,名称仅供审核用。请核实由身份
　　　　证产生的出生日期和性别代码。

　　　　3. 本表为实时报告。要求医疗卫生机构在人员调入(出)本单位 1 个月内上报增减人员信息,每
　　　　年 7—9 月更新所有在岗职工变动信息。除卫生监督员通过国家卫生监督信息系统报送外,
　　　　其他人员通过国家卫生统计网络直报系统报送。

附录6　医疗卫生信息化建设调查表

表　　号:卫健统 6-5 表
制定机关:国家卫生健康委
批准机关:国家统计局
批准文号:国统制〔2021〕95 号
有效期至:2024 年 8 月

统一社会信用代码□□□□□□□□□□□□□□□□□□
组织机构代码□□□□□□□□ - □
机构名称(签章):

(一)本年度信息化费用
　1. 本年度信息化总费用＿＿＿＿＿＿＿＿＿(千元)
　其中:1.1 财政基本拨款经费＿＿＿＿＿＿＿＿(千元)
　　　　1.2 财政项目拨款经费＿＿＿＿＿＿＿＿(千元)
　　　　1.3 自筹经费＿＿＿＿＿＿＿＿(千元)
　　　　1.4 借贷经费＿＿＿＿＿＿＿＿(千元)
　　　　1.5 捐赠经费＿＿＿＿＿＿＿＿(千元)
(二)应用信息系统基本情况
　2. 应用信息系统名称＿＿＿＿＿＿＿＿
　3. 应用信息系统类别代号□□□
　4. 上线运行时间:□□□□年□□月
　5. 运行状态:(1. 正常运行　2. 停用)□
　6. 承建商名称:＿＿＿＿＿＿＿＿
　7. 建设类别(1. 新建　2. 升级改造　3. 运维)□
　8. 业务功能类别(1. 惠民服务　2. 业务协同　3. 业务监管　4. 基础支撑)□
　　(限统计信息中心、急救机构、卫生监督机构、其他医疗卫生机构类填报)
　9. 业务功能类别(1. 惠民服务　2. 医疗业务　3. 医疗质量　4. 运营管理　5. 医疗协同　6. 数据应用
　　　　　7. 移动医疗　8. 基础支撑)□**(限医院、乡镇卫生院、社区卫生服务机构类填报)**
　10. 业务功能代号□□□□

单位负责人:＿＿＿＿＿　统计负责人:＿＿＿＿＿　填表人:＿＿＿＿＿　联系电话:＿＿＿＿＿　报出日期:＿＿＿年＿＿月＿＿日
填表说明:1. 本表由医院、乡镇卫生院、社区卫生服务机构、统计信息中心、急救机构、卫生监督机构、其他
　　　　　医疗卫生机构等填报。
　　　　　2. 本表为年报,报送时间为次年1月20日前。通过国家卫生统计网络直报系统报送。

附录 7　应用信息系统类别代号

大类代码	中类代码	类别名称
以 A 开头		（一）统计信息中心、急救机构、卫生监督机构、其他医疗卫生机构
	A1	健康门户
	A2	预约诊疗系统
	A3	远程医疗服务系统
	A4	区域医学影像诊断系统
	A5	区域心电诊断系统
	A6	区域双向转诊系统
	A7	免疫规划管理系统
	A8	慢性病管理系统
	A9	区域健康体检管理系统（包括老年人体检、各种健康筛查、集体儿童体检等）
	A10	区域电子健康档案系统
	A11	区域一站式结算系统
	A12	区域家庭医生签约管理系统
	A13	区域电子病历共享系统
	A14	区域血液管理平台
	A15	药品供应采购管理系统
	A16	突发公共卫生事件应急响应处置管理系统
	A17	医疗机构绩效管理系统
	A18	基层卫生机构服务与管理信息系统
	A19	村卫生室信息系统
	A20	其他
以 B 开头		（二）医院、乡镇卫生院、社区卫生服务机构
	B1	门急诊挂号收费管理系统
	B2	门诊医生工作站
	B3	分诊管理系统
	B4	住院病人入出转系统
	B5	住院医生工作站
	B6	住院护士工作站
	B7	电子化病历管理系统
	B8	合理用药管理系统

大类代码	中类代码	类别名称
	B9	临床检验系统
	B10	医学影像系统
	B11	超声/内镜管理系统
	B12	手术麻醉管理系统
	B13	临床路径管理系统
	B14	输血管理系统
	B15	重症监护系统
	B16	心电管理系统
	B17	体检管理系统
	B18	病理管理系统
	B19	移动护理系统
	B20	移动查房系统(移动医生站)
	B21	移动输液系统
	B22	病历质控系统
	B23	住院收费系统
	B24	护理管理系统
	B25	医务管理系统
	B26	院内感染管理系统
	B27	传染病报告系统
	B28	病案管理系统
	B29	导诊管理系统
	B30	人力资源管理系统
	B31	财务管理系统
	B32	药品管理系统
	B33	设备材料管理系统
	B34	物资供应管理系统
	B35	预算管理系统
	B36	绩效管理系统
	B37	DRG 管理系统
	B38	医院集成信息平台
	B39	其他

附录8　信息系统业务功能类别及代号

大类代码	中类代码	小类代码	类别名称
以 A 开头			（一）统计信息中心、急救机构、卫生监督机构、其他医疗卫生机构
	A1		惠民服务
		A101	预约挂号
		A102	智能导诊
		A103	双向转诊
		A104	统一支付服务
		A105	检验检查报告查询
		A106	出院病人随访服务
		A107	出院病人膳食指南
		A108	家庭医生签约服务
		A109	中医治未病服务
		A110	健康档案查询
		A111	健康评估
		A112	慢性病管理
		A113	精神疾病管理
		A114	接种免疫服务
		A115	医养服务
		A116	用药服务
		A117	健康教育
		A118	新农合结算服务
		A119	生育登记网上办理
		A120	计划生育药具网上配送
		A121	计划生育服务和指导
		A122	医疗信息分级公开
		A123	贫困人口健康信息服务
	A2		业务协同
		A201	疾病监测业务协同
		A202	疾病管理业务协同
		A203	突发公共卫生事件应急指挥协同
		A204	妇幼健康业务协同

大类代码	中类代码	小类代码	类别名称
		A205	卫生计生监督应用协同
		A206	血液安全管理业务协同
		A207	院前急救业务协同
		A208	分级诊疗协同
		A209	医疗医药联动应用协同
		A210	药品(耗材)采购使用联动应用协同
		A211	计划生育业务协同
		A212	出生人口监测业务协同
		A213	跨境重大疫情防控协同
		A214	药品(疫苗)监管协同
		A215	食品安全防控协同
		A216	医保业务监管协同
		A217	爱国卫生与健康危害因素应用协同
		A218	健康促进与教育业务协同
	A3		业务监管
		A301	医改进展监测
		A302	综合业务监管
		A303	卫生服务资源监管
		A304	医务人员职业行为监管
		A305	医疗行为监管
		A306	传染性疾病管理业务监管
		A307	慢性病管理业务监管
		A308	精神疾病业务监管
		A309	预防接种业务监管
		A310	妇女保健业务监管
		A311	儿童保健业务监管
		A312	国家基本公共卫生服务项目监管
		A313	食品安全监测业务监管
		A314	医院运营情况监管
		A315	基建装备管理
		A316	预约挂号业务监管

大类代码	中类代码	小类代码	类别名称
		A317	检验检查互认业务监管
		A318	医疗质量情况监管
		A319	医院感染情况监管
		A320	基层医疗卫生机构绩效考核监管
		A321	中医药服务项目监管
		A322	基本药物运行情况监管
		A323	合理用药业务监管
		A324	健康促进与教育业务监管
		A325	人口决策支持管理
		A326	人口信息服务与监管
		A327	远程医疗业务监管
		A328	电子证照管理
		A329	居民健康卡应用监督
	A4		基础支撑
		A401	数据规范上报和共享
		A402	平台主索引
		A403	注册服务
		A404	数据采集与交换
		A405	信息资源管理
		A406	信息资源存储
		A407	信息资源目录
		A408	全程健康档案服务
		A409	区域业务协同
		A410	信息安全
		A411	平台管理
		A412	居民健康卡注册管理
		A413	大数据应用支撑
以 B 开头			（二）医院、乡镇卫生院、社区卫生服务机构
	B1		惠民服务
		B101	互联网服务
		B102	预约服务

大类代码	中类代码	小类代码	类别名称
		B103	自助服务
		B104	排队叫号
		B105	便民结算
		B106	智能导航
		B107	信息推送
		B108	患者定位
		B109	陪护服务
		B110	满意度评价
		B111	信息公开服务
	B2		医疗业务
		B201	患者基本信息管理
		B202	院前急救
		B203	门诊分诊
		B204	急诊分级分诊
		B205	门、急诊电子病历
		B206	门、急诊处方和处置管理
		B207	急诊留观
		B208	申请单管理
		B209	住院病历书写
		B210	住院医嘱管理
		B211	护理记录
		B212	输液管理
		B213	非药品医嘱执行
		B214	临床路径
		B215	临床辅助决策
		B216	静脉药物配置中心
		B217	药品医嘱执行
		B218	合理用药
		B219	药事服务
		B220	医学影像信息管理
		B221	临床检验信息管理

大类代码	中类代码	小类代码	类别名称
		B222	病理管理
		B223	生物标本库管理
		B224	手术信息管理
		B225	麻醉信息管理
		B226	输血信息管理
		B227	电生理信息管理
		B228	透析治疗信息管理
		B229	放疗信息管理
		B230	化疗信息管理
		B231	康复信息管理
		B232	放射介入信息管理
		B233	高压氧信息管理
		B234	供应室管理
		B235	随访服务管理
		B236	体检信息管理
	B3		医疗质量
		B301	人员权限管理
		B302	电子病历质量监控管理
		B303	手术分级管理
		B304	危急值管理
		B305	临床路径与单病种管理
		B306	院内感染管理
		B307	抗菌药物管理
		B308	处方点评
		B309	医疗安全(不良)事件上报
		B310	传染病信息上报
		B311	食源性疾病信息上报
		B312	护理质量管理
		B313	卫生应急管理
	B4		运营管理
		B401	挂号服务

大类代码	中类代码	小类代码	类别名称
		B402	实名建档
		B403	业务结算与收费
		B404	住院患者入、出、转
		B405	病区(房)床位管理
		B406	财务管理
		B407	预算管理
		B408	成本核算
		B409	绩效考核
		B410	基本药物监管
		B411	药品物流管理
		B412	发药管理
		B413	临床试剂管理
		B414	高值耗材管理
		B415	物资管理
		B416	固定资产管理
		B417	医疗设备管理
		B418	医疗废弃物管理
		B419	人力资源管理
		B420	培训管理
		B421	考试管理
	B5		医疗协同
		B501	多学科协作诊疗
		B502	电子病历和健康档案调阅
		B503	远程会诊
		B504	远程影像诊断
		B505	分级诊疗
		B506	双向转诊
		B507	区域影像共享
		B508	区域病理共享
		B509	区域检验共享
	B6		数据应用

大类代码	中类代码	小类代码	类别名称
		B601	医院数据报送
		B602	医疗质量监控
		B603	医院信息综合查询
		B604	医保监控
		B605	临床科研数据管理
		B606	医院运营决策管理
	B7		移动医疗
		B701	移动医疗——终端管理
		B702	移动医疗——输液
		B703	移动医疗——药师
		B704	移动医疗——术前访视
		B705	移动医疗——物流
		B706	移动医疗——查房
		B707	移动医疗——医生
		B708	移动医疗——护理
	B8		基础支撑
		B801	数据交换
		B802	数据存储
		B803	数据质量
		B804	医院信息平台服务
		B805	全院业务协同
		B806	平台配置及服务监控
		B807	医院门户
		B808	单点登录
		B809	医疗机构电子证照管理
		B810	医师、护士电子证照管理